CONSIDÉRATIONS

SUR L'ÉLÉPHANTIASIS

DES

MEMBRES INFÉRIEURS

PAR

A. J. CHARCELLAY,

Docteur en médecine de la Faculté de Paris.
Ancien élève de l'hôpital de Tours,
(années 1870 et 1871),
Lauréat de l'École de médecine de Tours
(2ᵉ médaille de bronze, 1ʳᵉ année, 1869),
Ancien élève des hôpitaux de Paris
(Médaille de bronze de l'Assistance publique).

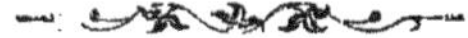

PARIS

A. PARENT, IMPRIMEUR DE LA FACULTÉ DE MÉDECINE

31, RUE MONSIEUR-LE-PRINCE, 31

1879

CONSIDERATIONS

SUR L'ÉLÉPHANTIASIS

DES MEMBRES INFÉRIEURS

CONSIDÉRATIONS

SUR L'ÉLÉPHANTIASIS

DES

MEMBRES INFÉRIEURS

PAR

A. J. CHARCELLAY,

Docteur en médecine de la Faculté de Paris.
Ancien élève de l'hôpital de Tours,
(années 1870 et 1871),
Lauréat de l'Ecole de médecine de Tours
(2ᵉ médaille de bronze, 1ʳᵉ année, 1869),
Ancien élève des hôpitaux de Paris
(Médaille de bronze de l'Assistance publique).

PARIS
A. PARENT, IMPRIMEUR DE LA FACULTÉ DE MEDECINE
31, RUE MONSIEUR-LE-PRINCE, 31
—
1879

A LA MÉMOIRE

DE MA MÈRE

A MON PÈRE

LE DOCTEUR CHARCELLAY

Médecin en chef de l'hôpital général de Tours,
Professeur de clinique interne à l'école de médecine,
Chevalier de la Légion d'honneur.

A MA SŒUR

A MES PARENTS

A MES AMIS

A MES PREMIERS MAITRES DE L'ÉCOLE DE MÉDE-
CINE ET DE L'HOPITAL DE TOURS

A MON PRÉSIDENT DE THÈSE :

M. LE DOCTEUR LASÈGUE

Professeur de clinique médicale à la Faculté de Paris,
Membre de l'Académie de médecine,
Officier de la Légion d'honneur.

A MES AUTRES MAITRES DANS LES HOPITAUX DE PARIS

M. LE DOCTEUR VERNEUIL

Professeur de clinique chirurgicale à la Faculté de Paris,
Membre de l'Académie de médecine,
Chevalier de la Légion d'honneur.

M. LE DOCTEUR M. RAYNAUD

Médecin de l'hôpital Lariboisière,
Officier de la Légion d'honneur.

M. LE DOCTEUR GALLARD

Médecin de l'hôpital de la Pitié,
Officier de la Légion d'honneur.

CONSIDÉRATIONS

L'ÉLÉPHANTIASIS DES MEMBRES INFÉRIEURS

INTRODUCTION.

Sous la dénomination d'éléphantiasis ont été confondues pendant longtemps deux maladies essentiellement distinctes, l'une, décrite par les Grecs, maladie générale présentant, il est vrai, dans quelques-unes de ses formes, des aspects éléphantiaques, mais qui n'est autre chose que la lèpre ou spédalsked. Les auteurs Grecs avaient ainsi appelé cette affection pour indiquer qu'elle était la plus grande et la plus terrible des maladies, comme l'éléphant est le plus grand et le plus fort des animaux.

Le passage suivant d'un auteur latin (1) le démontre évidemment :

(1) Æmilius Macer, lib. de Viribus Herbarum, cap. 14.

Charcellay.   2

« Est lepræ species elephantiasisque vocatur, quæ cunctis morbis major si esse videtur, ut major cunctis elephas animantibus exstat. »

L'autre maladie, toute locale, a été décrite et connue sous le nom d'éléphantiasis des Arabes, non pas parce que cette affection était propre à ces populations, mais parce que la relation en avait été donnée par les auteurs arabes, et particulièrement au neuvième siècle de notre ère, par Rhazès (1), l'un des plus célèbres.

Aujourd'hui que la confusion sur ce sujet n'est plus permise; par éléphantiasis on doit exclusivement entendre la maladie des Arabes, dénomination dans ce dernier cas bien choisie pour indiquer la ressemblance qu'offrent souvent les membres malades avec les pieds massifs et informes d'un éléphant.

C'est cette dernière maladie que nous étudierons, l'éléphantiasis siégeant aux membres inférieurs, et en particulier celui qui survient consécutivement à une autre affection, symptomatique, pour mieux faire comprendre notre pensée.

Les quelques observations que nous avons pu recueillir sont une preuve que cette maladie n'est pas aussi rare qu'on pourrait le croire et nullement spéciale à certaines contrées. En Europe, elle est sinon commune, du moins assez fréquente pour être connue de tous et cesser d'être considérée comme maladie exotique. Ce n'est donc pas une forme nouvelle d'éléphantiasis que nous avons l'intention de décrire, mais une maladie analogue, sinon

(1) Cap. 107, p. 418.

identique à celle que l'on rencontre à l'état endémique dans certains pays, l'Egypte, par exemple.

Qu'il nous soit permis de témoigner ici à MM. les docteurs M. Raynaud, Duplay et Besnier toute notre reconnaissance pour l'accueil bienveillant qu'ils nous ont fait à leurs cliniques et pour les savants conseils dont ils ont bien voulu nous entourer.

HISTORIQUE ET SYNONYMIE.

Dans les auteurs anciens on ne trouve aucune note bien précise relative à cette maladie. Les Grecs paraissent ne pas avoir observé l'affection et n'avoir connu que la lèpre pour laquelle ils ont créé le mot éléphantiasis.

Arétée (1) décrit bien sous le nom de morbus herculæus une maladie qui semble s'y rapporter, mais d'une façon très-incomplète ; c'est plutôt de la lèpre qu'il fait mention.

Rien non plus dans Hippocrate.

Les auteurs latins restent muets également sur cette affection, et Galien dans ses écrits ne s'occupe que de l'éléphantiasis des Grecs. Celse néanmoins paraît dans un passage rompre le silence gardé par tous les autres auteurs sur ce sujet.

« La peau, dit-il, est inégalement épaisse et amincie, dure ou ramollie et recouverte d'écailles...., les jambes et les pieds s'enflent, et, lorsque la maladie est an-

(1) De causis et signis acutorum morborum, lib. II, cap. 13.

cienne, les doigts des pieds sont recouverts par le gonflement. »

Il faut arriver aux médecins arabes et surtout à
Rhazès pour trouver les premières descriptions un peu
détaillées sur les lésions produites par cette maladie si
mal définie jusqu'alors, et appelée par quelques-uns d'entre eux Dâ-il-fil. Ces paroles de Rhazès, rapportées par
Alard dans son traité d'une maladie particulière au
système lymphatique (1), en témoignent suffisamment :

« Cette tuméfaction est formée par le sang épais ou
par le phlegme ; dans le premier cas, la couleur de la
peau est brune ; dans le second, elle garde sa couleur
normale. »

Ce médecin conseillait aussi la compression des membres atteints :

« Il convient, dit-il, d'entourer le membre d'un bandage depuis le talon jusqu'au genou,..... il faut aussi
que le malade ne se tienne debout, qu'après avoir la
jambe exactement bandée. »

Plus tard Kæmpfer, qui observa avec grand soin la
maladie au Malabar, lui donna les noms de Perical, Pe-
darthrocace. Cet auteur fit porter ses recherches particulièrement sur les causes, le mode d'invasion de la
maladie et la nature du liquide contenu dans les aréoles
distendues du tissu cellulaire. Il termine son ouvrage
par une critique sur les différents traitements institués
jusqu'alors et s'oppose surtout aux mouchetures qu'il
considère non-seulement comme inutiles, mais encore

(1) Paris, 1806.

comme dangereuses, pouvant être le point de départ de nouvelles poussées inflammatoires.

Vers la même époque, Towne décrivait la maladie sous le nom de mal glandulaire des Barbades, dénomination que l'on retrouve également dans les relations intéressantes de Hillary et de Hendy.

La fréquence de la maladie aux Barbades avait amené ces auteurs à lui donner ce nom.

De nombreux médecins français et étrangers (Rayer, Cazenave, Monneret, Devergie, Velpeau, Larrey, Duchassaing, Biett, A. Cooper, Virchow, Cruveilhier, Bouillaud, Vulpian, etc.) ont donné aussi des descriptions de la maladie, mais c'est surtout à Alard (1) que revient l'honneur d'avoir le premier, au commencement de ce siècle, publié le traité le plus complet.

Citons encore les travaux de Godard, Delpech, Mazaé-Azéma, les thèses de Mohammed-Aly-Bey, Gourraud, Broquère, et enfin les savantes leçons faites l'été dernier à l'hôpital St-Louis par M. le docteur Besnier et publiées dans la *Gazette des Hôpitaux* en novembre 1878.

Outre les diverses dénominations déjà indiquées, la maladie a encore reçu les noms suivants :

Elephantopus (Swédiaur)
Elephas (Lucrèce)
Bucnemia tropica (M. Good)
Elephantia Arabum (Vogel)
Spargosis cellulo-areolaris (Erasmus Wilson)
Pachydermie (Fuchs)
On l'a encore appelée jambe de Cochin, Yam-leg pour

(1) Loc. cit.

sa ressemblance avec la plante qui porte le nom d'igname, Yava-skin, etc.

Mais de toutes ces dénominations, aucune ne doit être substituée à celle d'éléphantiasis, qui, adoptée par la majorité des auteurs, est la seule à conserver.

DÉFINITION.

Les divers médecins qui ont écrit sur la question ont proposé plusieurs définitions dont bien peu répondent aux différents cas pouvant se présenter. Elles ne sont basées pour la plupart que sur la nature des lésions, certains caractères cliniques, ou simplement l'aspect offert par les parties atteintes.

Pour nous, vu les degrés divers que peut atteindre la maladie et les formes variables qu'elle peut revêtir, sans essayer de définir l'éléphantiasis, nous nous contenterons de dire que c'est un état pathologique caractérisé par un œdème inflammatoire hypertrophique à paroxysmes successifs et à marche chronique, (1) œdème déterminant peu à peu des déformations variables et plus ou moins durables des parties atteintes, et s'accompagnant quelquefois d'altérations particulières de la surface cutanée.

ETIOLOGIE.

Bien des causes de nature différente ont été invoquées pour expliquer la production de l'éléphantiasis, et cette

(1) Er. Besnier, Gaz. des hôpitaux, 1878, n° 128.

diversité dans les opinions prouve suffisamment l'embarras dans lequel on est souvent pour déterminer les circonstances qui ont joué le plus grand rôle. A part es cas où la cause occasionnelle est saisissable, on pourra sans doute rencontrer des conditions dans lesquelles la prédisposition a paru exercer une influence réelle, mais le plus souvent la cause déterminante n'en reste pas moins inconnue.

A l'exemple de M. le Dr Besnier (1), nous diviserons ce chapitre de l'étiologie en :

Conditions climatériques et régionales ;

Conditions individuelles, prédisposantes ;

Conditions hygiéniques et pathologiques ;

Conditions déterminantes.

Conditions climatériques et régionales. L'éléphantiasis peut être observé dans tous les pays, sous tous les climats, mais on ne le trouve à l'état endémique que dans les régions tropicales, dans certaines contrées de l'Asie, de l'Afrique, de l'Amérique et de l'Océanie.

Un médecin anglais, le Dr Hillary (2), rapporte, dans ses observations, le fait de deux épidémies d'éléphantiasis auxquelles il aurait assisté durant son séjour aux îles Barbades. Mais, d'après l'avis d'Alard et de beaucoup d'autres observateurs, cette maladie n'est pas plus épidémique que contagieuse.

A quoi faut-il donc rapporter les causes de sa plus grande fréquence en divers pays? Doit-on invoquer des

(1) Loc. cit.

(2) Observations on the changes of the air, and the concomitant epidemical diseases of the Island of Barbadoes, etc. London, 1766.

conditions essentiellement propres aux climats, se rat-
tachant aux variations brusques de la température, à la
direction des vents, comme le pense Alard (1) ; aux
miasmes et à l'humidité, ce qui a conduit plusieurs auteurs à donner à l'éléphantiasis une origine identique à
celles des fièvres palustres? Doit-on, au contraire, considérer la condition individuelle des habitants, leur
prédisposition de race, ou la plus grande fréquence des
causes déterminantes dans ces divers pays? Il est bien
difficile de répondre à ces différentes questions, car l'é-
léphantiasis se retrouve endémique en beaucoup de
lieux, où non-seulement les mêmes conditions de climat
et de sol n'existent pas, mais où elles sont même
opposées.

D'un autre côté, comme le remarque Duchassaing (2),
alors que la plupart des maladies endémiques atteignent
plus facilement les nouveaux arrivés, l'éléphantiasis, au
contraire, ne se présente que sur ceux qui ont déjà fait
un assez long séjour dans le pays, quand leur acclima-
tement est complet. D'où il résulte que la cause géné-
ratrice paraissant inhérente à la localité a besoin, avant
de se manifester, d'exercer une influence longtemps
continuée. De plus, on a cité certains cas d'éléphantiasis
améliorés par l'éloignement des lieux où la maladie
s'est produite (Godard) (3).

En Europe, où on observe la maladie à l'état isolé,

(1) Loc. cit.
(2) Etudes sur l'éléphantiasis des Arabes, Arch. génér. de médecine,
t. IV et V, 5e série.
(3) Egypte et Palestine.

c'est plutôt dans les diverses conditions individuelles, la mauvaise hygiène, le tempérament, que l'on devra rechercher la prédisposition. En Italie, en Angleterre, on rencontre la maladie, sans qu'elle y soit très-commune. Le docteur Hayem, dans sa « Revue des Sciences médicales », donne place à plusieurs observations d'éléphantiasis recueillies en différentes localités de ces deux pays. Virchow (1) la dit très-commune en Prusse ; mais cet auteur fait rentrer dans l'éléphantiasis, qu'il considère comme un fibrôme diffus, plusieurs états pathololiques, qui, pour beaucoup de praticiens, ne sont autre chose que de simples inflammations ou œdèmes passés à l'état chronique.

En France, Delpech (2) dit l'avoir rencontrée assez fréquemment dans le Roussillon, particulièrement dans les environs d'Elne et sur tout le littoral de la Méditerranée.

« Le voisinage de cette mer, dit-il, dans toute l'étendue de ses rivages, est favorable au développement de cette maladie ; on la trouve aussi chez les Catalans, les habitants de Grenade, des environs de Cadix ».

Tous les auteurs s'accordent à reconnaître que c'est surtout dans les saisons chaudes et humides, le printemps et l'automne, que l'on observe plus particulièrement l'éléphantiasis, époques où l'on est plus sujet aux variations brusques de température, et par cela même au refroidissement, considéré par certains (Duchassaing, Virchow), comme pouvant être la cause déterminante chez des individus prédisposés.

(1) Traité des tumeurs.
(2) Chirurgie clinique de Montpellier, t. II.

Conditions individuelles. Age : C'est surtout sur les adultes que l'on rencontre la maladie, qui se montre plus rarement dans l'adolescence et exceptionnellement dans la vieillesse. Cependant, quelques observations d'éléphantiasis du jeune âge ont été publiées (Alard, Hendy, Gintrac), et Virchow (1), dans son article, parle d'un éléphantiasis congénital frappant dans quelques cas une extrémité entière, ou bien se montrant en des points nombreux de la surface du corps.

Sexe : Pour les uns (Alard, Larrey (2), Duchassaing), la maladie se montrerait plus communément sur les hommes ; pour d'autres, au contraire (Mazaé-Azéma (3), Godard, Mohammed-Ali-Bey (4)), les femmes y seraient plus sujettes. Pour nous, nous croyons que c'est bien plutôt à la condition sociale faite à chacun des sexes, dans les divers pays, que doit se rapporter cette prédisposition.

Hérédité : L'hérédité, considérée comme cause importante de production de la maladie, a été admise par Godard et Virchow. Ce dernier auteur en rapporte un cas remarquable recueilli par Hüpner (*Elephant. exemplum memorabile,* Th. 1846). Duchassaing, également, cite à l'appui l'observation d'un père éléphantiasique, qui, sur cinq enfants, en eut quatre atteints par le mal. Mais de nombreux faits sont venus démontrer que cette cause ne paraissait pas jouer de rôle appréciable.

Race : Anciennement, on pensait que la maladie était

(1) Loc. cit.
(2) Relations chirurgicales de l'expédition d'Egypte.
(3) Gazette médicale de Paris, 1858, p. 22.
(4) De l'éléphantiasis des Arabes, these, 1869.

l'apanage exclusif des noirs, mais aucune race ne jouit d'une immunité complète. Toutefois, il est reconnu que les nègres, les métis, les créoles, sont plus prédisposés que l'Européen.

« Il est constant, dit Hendy, que les nègres sont attaqués de la maladie glandulaire plus fréquemment que les blancs. Ces malheureux sont mal vêtus, et leur imprudence les expose à des circonstances qui sont la cause de cette maladie. »

Condition sociale : Bien que cette maladie puisse atteindre toutes les classes, riches et pauvres, c'est surtout dans ces dernières qu'on la rencontre, sur les individus qui, par leur profession, sont plus exposés aux intempéries des saisons, à l'humidité et au refroidissement.

« Si cette maladie attaque les gens riches, dit le Dr Hendy (1), c'est parce qu'ils commettent des imprudences, comme, par exemple, de se mettre aux fenêtres et dans des endroits où des courants d'air soufflent sur sur eux, après s'être échauffés à la promenade..... ou à un exercice quelconque, en dormant les fenêtres ouvertes et en s'exposant ainsi à l'humidité et à la fraîcheur des nuits..... »

Tempérament : Tous les tempéraments, toutes les constitutions peuvent subir les atteintes de la maladie. Cependant, d'après les antécédents scrofuleux notés dans beaucoup de cas d'éléphantiasis, le lymphatisme paraît avoir une grande influence dans la production du mal.

(1) Mémoire sur la maladie glandulaire de Barbade, etc., trad. d'Alard. in mém. de la soc. méd. d'émul., t. IV.

Comme le dit Virchow (1), c'est dans les constitutions lymphatiques que les affections de l'appareil lympha- tique et des parties dont il se compose acquièrent une intensité extraordinaire, et que ces parties deviennent aussi plus vulnérables.

Conditions hygténiques et pathologiques. La question de l'alimentation, pour certains auteurs, a été regardée comme capitale dans la production de l'éléphantiasis. Ainsi, pour Godard (2), la nourriture, composée de pois- son salé et à demi-pourri, dont font usage les habitants de Damiette, a une influence incontestable. Ce médecin rapporte même qu'un de ses malades pouvait, à volonté, avoir un accès éléphantiasique, en mangeant exclusive- ment et plusieurs fois de suite de ce poisson. Mais on peut répondre à cela que la maladie se rencontre aussi communément en d'autres localités, où il n'est fait au- cun usage de poisson salé; par exemple, au Malabar, où l'habitant se nourrit le plus habituellement de lait et de végétaux.

Pour Duchassaing (3), ce n'est plus la nourriture mal - saine, mais l'usage d'eaux de citerne, de pluie, de ma- rais, qui entre en cause. « La maladie est fréquente, dit cet auteur, dans les terres sèches et arides, bien plus rare dans les contrées boisées et bien arrosées par des eaux courantes. »

Mais comme le rapporte Hendy (4), l'eau que l'on boit

(1) Loc. cit,
(2) Egypte et Palestine.
(3) Arch. génér. de méd., t. IV et V, 5e série.
(4) Loc. cit.

aux Barbades est excellente, et cependant on y rencontre à chaque pas la maladie.

D'une manière générale, une alimentation malsaine, insuffisante, de même que l'habitation dans des lieux bas, humides, mal aérés, le voisinage de marais et d'eaux stagnantes, peuvent bien prédisposer à la maladie, mais on ne peut les considérer comme des causes déterminantes. De même, une marche forcée, le travail excessif, les vêtements trop froids, les excès de tout genre, abus de l'alcool et veilles prolongées, les chagrins, les émotions (Godard) (1), en un mot toutes les mauvaises conditions physiques et morales, étant de nature à affaiblir l'organisme, le rendent par cela même plus apte à contracter la maladie, mais non d'une façon spéciale.

C'est de la même manière, en débilitant la constitution, qu'agissent les maladies; telles sont les fièvres diverses. « A Damiette, dit Mohammed-Aly-Bey (2), toute personne atteinte de fièvre typhoïde ou de fièvre intermittente, simple ou pernicieuse, est presque sous le coup d'un accès éléphantiaque. »

Telles sont encore certaines affections constitutionnelles, la scrofule, la syphilis, par exemple. Cette dernière a même été regardée comme cause déterminante de l'affection par Larrey et par MM. Gaëtani et Pruner; mais cela n'a été plutôt qu'une simple coïncidence pour Mohammed, qui, dans le grand nombre d'observations d'éléphantiasis qu'il a recueillies, n'a jamais trouvé d'antécédents syphilitiques.

(1) Loc. cit.
(2) De l'éléphantiasis des Arabes, thèse, 1869.

Un état physiologique chez la femme, la gravidité, a paru aussi avoir une certaine influence sur les accès éléphantiaques. Plusieurs observations ont déjà été publiées et nous en rapportons, nous-même, une dans laquelle, à chaque grossesse, il y eut des poussées inflammatoires avec aggravation du mal.

Causes déterminantes. Ces causes sont bien suffisantes pour expliquer le développement de la maladie, sans qu'il soit besoin d'invoquer certaines conditions dont on ne connaît bien intimement ni la nature, ni le mode d'action. Dans les différents cas où il est donné d'assister au début de cet éléphantiasis en quelque sorte secondaire, on peut voir, en effet, que le point de départ est toujours une lésion primitive.

C'est ainsi que nous verrons plus loin, dans nos observations, la maladie se développer à la suite d'une nécrose des os du pied, d'une tumeur blanche de l'articulation du genou, d'un érysipèle phlegmoneux, etc.

D'une manière générale, ces causes sont toutes celles qui, directement ou indirectement, peuvent déterminer une irritation prolongée des vaisseaux lymphatiques, un obstacle permanent à la libre circulation de la lymphe. Telles sont d'abord les lésions traumatiques diverses de l'enveloppe cutanée, répétées fréquemment, auxquelles sont exposés les individus travaillant pieds nus; les excoriations, les piqûres, les plaies et ulcères chroniques des jambes (1); les affections osseuses déterminant des trajets fistuleux; les abcès et diverses maladies de la

(1) Andral, Précis d'anat. patholog., t. I, p. 170.

peau, érysipèle, eczéma (1), lichen agrius (2), etc. Mon père, le docteur Charcellay, m'a rapporté avoir donné des soins à une malade, âgée de 48 ans, atteinte depuis longtemps d'un eczéma des jambes, chez laquelle survint un éléphantiasis double avec accès fébriles.

De même, toutes les causes indirectes de gêne dans la circulation lymphatique peuvent encore être considérées comme conditions déterminantes de l'éléphantiasis : Adénopathies chroniques, varices, stase circulatoire veineuse prolongée, d'origine locale ou centrale.

Bouillaud (3) rapporte l'observation d'une femme de 62 ans, ayant présenté des adénopathies multiples au cou, dans les aisselles, dans les aînes, et devenue éléphantiasique par suite de lésion des veines avec obstacle à la circulation.

J. Renaut (4) pense également que des œdèmes de la peau, longtemps prolongés, peuvent déterminer une inflammation hypertrophique du derme qui aboutit à une forme particulière d'éléphantiasis.

« Cette forme la plus commune dans ces cas, dit-il, paraît se rapporter au type éléphantiasique décrit par Virchow sous le nom d'éléphantiasis lœvis seu glabra, mais la forme verruqueuse peut aussi s'observer à la suite des œdèmes prolongés, dans les maladies du cœur, par exemple. »

Toutefois, dans ces différentes conditions, il n'y a pas toujours production d'éléphantiasis véritable.

(1) Biett, Dict. en 30 vol., t. XI, p. 189.
(2) Rayer, Maladies de la peau, 2ᵉ édit., t. III, p. 835.
(3) Archives de médecine, vol. VI, p. 567.
(4) Observation pour servir à l'histoire de l'éléphantiasis et des œdèmes lymphatiques, Archives de physiologie, 1872.

On peut trouver un état éléphantiasique des parties, caractérisé, il est vrai, au point de vue anatomique, par des lésions identiques à celles que produit la maladie dont nous nous occupons; mais l'évolution a été tout autre, les accès éléphantiasiques ont manqué.

SYMPTOMES ET MARCHE.

L'éléphantiasis, maladie essentiellement chronique, a paroxysmes successifs, mais irréguliers, presente dans son évolution différentes phases à étudier. Aussi peut-on lui considérer deux périodes : la première, d'invasion, remarquable surtout par les accès éléphantiaques qui s'accompagnent, il est vrai, de phénomènes locaux, mais non persistants ; la seconde, au contraire, période d'état, caractérisée par l'augmentation de volume et la déformation des parties d'une manière durable.

C'est à cette seconde période que s'observent aussi les altérations de surface qui ont amené quelques auteurs à décrire certaines formes de la maladie.

Première période. Le début de l'éléphantiasis est généralement brusque, imprévu. Dans certains cas, il est possible de le rapporter à une cause physique, un refroidissement, une fatigue excessive par exemple ; ou à une cause morale, un chagrin, une vive contrariété ; mais souvent aussi aucun incident matériel ou moral ne peut être soupçonné.

Parfois le malade éprouve dans les parties qui vont être le siége du mal un sentiment de gêne, de pesanteur fatigante, les mouvements deviennent pénibles sans pourtant occasionner de vives douleurs, puis au bout de quelques jours se montre un frisson qui marque le début de l'accès.

Mais ces symptômes que l'on pourrait considérer comme prodromiques, n'existent pas le plus souvent, et le frisson est le phénomène initial, frisson intense comme dans un accès de fièvre intermittente et pouvant durer une, deux, trois heures et plus. Le malade tombe alors dans une faiblesse et une lassitude générales; il se plaint de douleurs dans la continuité des membres, le long du trajet des vaisseaux lymphatiques , ou au niveau des ganglions dans lesquels vont se rendre ces vaisseaux. Une fièvre plus ou moins vive succède à ce frisson ; il y a de la chaleur de la peau, de la fréquence et de la dureté du pouls; la soif est vive ; la langue épaisse, chargée d'un enduit blanc ou jaunâtre ; des vomissements alimentaires ou simplement muqueux, lorsque l'accès a lieu à jeun, surviennent souvent, ou bien il ne se produit que des nausées et un malaise stomacal plus ou moins intense. En même temps, il y a une céphalalgie plus ou moins prononcée pouvant s'accompagner, dans certains cas, d'une grande agitation et même de délire.

A cet ensemble de symptômes généraux viennent s'ajouter les phénomènes locaux caractérisant l'accès d'éléphantiasis.

En examinant le membre malade, on le trouve chaud, tuméfié dans une plus ou moins grande étendue, douloureux à la pression. La peau est luisante, tendue, conservant difficilement l'empreinte du doigt; des traînées rougeâtres, des marbrures se remarquent le long du trajet des

Charcellay.   3

vaisseaux lymphatiques, ou bien c'est une rougeur uni·
forme, érysipélateuse, ou analogue encore à celle d'un
phlegmon diffus. Ces poussées inflammatoires intéres-
sent rarement d'emblée la totalité d'un membre; le plus
souvent elles n'atteignent d'abord qu'une portion, débu-
tant en un point quelconque de sa continuité, soit à la
racine, soit le plus ordinairement à l'autre extrémité.
Dans les cas d'éléphantiasis consécutif, ces poussées
prennent naissance au niveau de la lésion préexistante,
puis de là s'étendent vers la périphérie, intéressant souvent à chaque retour des accès une plus grande étendue
du membre malade.

Pour certains auteurs, Alard (1), Duchassaing (2),
un phénomène capital, pathognomonique même, serait
une corde dure, douloureuse à la pression, formée par
les lympathiques enflammés que l'on percevrait facilement par le toucher le long de l'artère crurale; mais
dans les différents cas que nous avons eus sous les
yeux, il ne nous a pas été donné de constater ce signe.

De même, dans nos climats, il n'est pas toujours possible de trouver l'engorgement des ganglions inguinaux
ou poplités, phénomène si constant dans certaines localités, qu'Hendy (3) avait été amené à désigner l'affection
éléphantiaque sous le nom de mal glandulaire. Toutefois, assez fréquemment on constate l'existence de ces
adénopathies à la racine des membres, soit avant toute
crise déclarée, soit au début de celle-ci.

---

(1) Loc. cit.
(2) Archives générales de médecine, t. IV et V, 5° série.
(3) Loc. cit.

Tel est l'ensemble des phénomènes locaux et généraux constituant un accès fébrile éléphantiasique.

Cet accès à caractère pseudo-continu, rémittent ou intermittent, a une terminaison presque toujours favorable, à moins de complications exceptionnelles ou imprévues.

Rarement sa durée dépasse un septénaire ou deux, et dans nos climats surtout, au bout de très-peu de jours, tout est le plus souvent rentré dans l'ordre. Avec la cessation de la fièvre coïncident en général des sueurs abondantes qui fatiguent beaucoup les malades, puis les douleurs s'apaisent peu à peu, la rougeur est moins vive, seuls le gonflement et l'œdème des parties persistent encore, tout en diminuant d'une manière sensible.

Après un laps de temps indéterminé, après un, deux, trois mois ou plus, un nouvel accès fébrile apparaît, accompagné des mêmes phénomènes locaux et généraux, avec cette différence que la tuméfaction ne cède pas alors aussi rapidement; elle est plus tenace, et les parties présentent une augmentation de volume allant croissant à chaque nouvel accès.

Ce retour des accès n'est nullement périodique, et ils varient beaucoup comme intensité et comme fréquence, même chez un seul sujet. Tel malade accusera un, deux, trois accès dans le cours d'une année; tel autre, comme le rapporte le Dr Hillary (1), en éprouvera plusieurs dans le même mois. Les émotions morales vives, les mauvaises conditions hygiéniques, la grossesse comme nous l'a-

_____

(1) Loc. cit.

vons vu au chapitre étiologie, paraissent avoir une influence réelle sur le retour de ces accès.

Dans leur intervalle, sauf la gêne fonctionnelle dépendant de l'augmentation de volume du membre, et quelques douleurs sourdes revenant irrégulièrement, les malades se plaignent peu, leur état général est satisfaisant, certains même peuvent reprendre leurs occupations si elles ne sont pas trop fatigantes.

Telle est la marche que suit le plus habituellement l'éléphantiasis avant d'arriver à sa seconde période. Mais dans certains cas, de beaucoup les plus rares, ce n'est pas ainsi qu'il procède ; et, pour cette raison, Duchassaing (1) fit une forme particulière de la maladie qu'il décrivit sous le nom d'éléphantiasis apyrétique. La maladie paraît alors s'établir sans fièvre, ou du moins elle est si peu marquée qu'elle passe inaperçue. Les malades éprouvent seulement de l'engourdissement dans les parties envahies, des douleurs obtuses dans les ganglions lympha-.tiques ; et, tout en continuant à vaquer à leurs occupations, ils accusent une augmentation de volume du membre qui devient de plus en plus considérable et reste persistante.

Deuxième période. Quoi qu'il en soit, fébriles ou non, les accès éléphantiaques amènent bientôt un engorgement permanent des parties dont le volume va le plus souvent croissant avec le retour des poussées de lymphangite.

La seconde période est alors constituée, résultat ob-

(1) Loc. cit.

tenu à la troisième ou quatrième crise dans les pays où la maladie existe à l'état endémique.

Nous aurons à considérer dans cette période l'augmentation de volume, la déformation des parties et les altérations pouvant survenir sur la surface cutanée.

Augmentation de volume : Cette augmentation de volume est très-variable, indépendante de l'intensité des accès. Dans certains cas elle peut atteindre des dimensions énormes. Ainsi Gaide donne la mensuration d'une jambe ayant 37 centimètres de circonférence au-dessous de la rotule, 48 centimètres à la partie moyenne du mollet et 29 centimètres au niveau des malléoles ; Hendy (1) cite également un cas où la jambe dans sa partie moyenne mesurait 97 centimètres, et Mohammed-Ali-Bey (2), une autre ayant 87 centimètres. Nous publions nous-même une observation (éléphantiasis consécutif à un sarcôme ganglionnaire), dans laquelle nous voyons le membre malade mesurer 47 centimètres de circonférence au niveau du mollet, et 69 centimètres à la partie moyenne de la cuisse.

Cette intumescence est le fait de deux ordres d'altérations, l'infiltration et l'induration, cette dernière pouvant coïncider avec l'œdème, ou ne survenir qu'un certain temps après. D'où les formes molle et dure admises par Virchow et Alard.

L'infiltration plus ou moins marquée est produite par un liquide clair, jaunâtre, considéré par Virchow comme analogue à la lymphe. Au moyen de piqûres faites sur

(1) Loc. cit.
(2) Eléphantiasis des Arabes, thèse. Paris, 1869.

les parties, on en fait écouler une certaine quantité qui se coagule spontanément.

Quant à l'induration, elle résulte de la transformation des cellules lymphoïdes en tissu connectif, et c'est la prolifération de ce tissu qui donne aux parties la consistance et la rigidité qu'elles présentent.

Déformation : Parfois cette déformation est en quelque sorte symétrique, représentant simplement l'exagération des formes normales ; mais le plus souvent elle consiste en des conformations nouvelles, résultant de ce que des parties normalement rétrécies sont devenues, au contraire, prédominantes, comme cela est si fréquent aux malléoles et au cou-de-pied ; et produites aussi par l'exagération excessive des plis normaux, au niveau des articulations. On peut observer alors de nombreuses bosselures séparées les unes des autres par des fissures profondes, et le membre semble ainsi comme partagé en plusieurs étages. Dans tous ces cas, comme le remarque le Dr Besnier (1), la peau est devenue trop grande pour le degré de hauteur des parties qu'elle recouvre, et le membre paraît alors comme enveloppé d'un vêtement bouffant et plissé, pouvant affecter les formes les plus bizarres.

Altération des surfaces : Dans les premiers temps de la maladie la peau reste en général lisse, unie, avec ou sans changement de coloration ; mais plus tard des altérations peuvent se rencontrer dans son épaisseur et à sa surface, altérations diverses qu'il est possible de trouver simultanément chez un même individu.

(1) Gazette des hôpitaux, 1878, n° 131.

Aussi, sans décrire, à l'exemple de quelques auteurs (Duchassaing, Virchow, etc.), des variétés particulières de l'éléphantiasis, nous considérerons plutôt ces altérations comme des modalités différentes de la maladie dont le processus est toujours unique.

Dans un certain nombre de cas, la surface des parties atteintes conserve un épiderme corné, transparent et sensiblement intact; la peau est alors d'une couleur blanc-mate, cireuse ou éburnée; tel est l'éléphantiasis lisse (lœvis seu glabra des auteurs).

D'autres fois la surface de la peau, tout en conservant son épiderme intact, peut présenter des altérations de couleur plus ou moins accentuées : on observe des rougeurs, des marbrures, la peau est livide (éléphantiasis rubra ou livida), ou bien encore pigmentée, de coloration gris-noirâtre (éléphantiasis fusca vel nigricans).

Dans une autre série de cas, ce sont les couches épidermiques qui sont altérées et présentent un état ichthiosique, dépendant souvent des altérations de la couche cornée par les applicata de tout ordre. L'épiderme est devenu rugueux, fendillé, recouvert de squames; ou bien c'est la zone papillaire qui prend un développement anormal et se montre sous la forme d'un chevelu fin, véritable tapis velvétique papillaire. D'autres fois encore, les papilles peuvent se débarrasser de leur étui corné et bourgeonner avec le corps muqueux, de manière à former toutes les variétés de papilles correspondant aux formes connues de papillômes, lesquels s'étalent le plus ordinairement en divers points de la surface des parties malades (éléphantiasis papillaris seu verrucosa de Virchow, lichen hypertrophique du Dr Hardy).

Ailleurs on trouve des tubercules durs, noirâtres, plus ou moins volumineux (éléphantiasis frambæsioïdes), qui ne sont pas toujours des productions épidermiques. Pour Larrey (1) ce serait souvent le résultat d'une espèce de cimentation entre le liquide que fournissent les fissures des parties atteintes et la poussière qui s'y attache. Enfin, dans certains cas, on rencontre des hypertrophies globuleuses de la peau et du tissu cellulaire, sous forme de tubercules plus ou moins volumineux, pouvant quelquefois se ramollir et finir par s'ulcérer (éléphantiasis tubéreux de Larrey).

Des accidents tels que la gangrène, les phlegmons, les ulcères, ont encore fait décrire à Duchassaing et à Virchow des formes spéciales de la maladie (phlegmoneuse, gangréneuse et ulcéreuse); mais nous ne voyons là que des complications, et nous en parlerons plus loin à ce point de vue.

Quant aux formes erratique et paralytique de Duchassaing, elles n'existent pas ; pour cette dernière, dit Virchow, il y a eu erreur évidente de diagnostic, ou bien coexistence de la lèpre avec l'éléphantiasis.

Arrivée à la seconde période, la maladie peut être localisée à la jambe par exemple, la cuisse et le pied restant absolument intacts, ou au contraire intéresser le membre dans toute son étendue. Quand l'altération occupe un seul segment du membre inférieur, c'est presque toujours le tiers inférieur de la jambe, et c'est aussi

(1) Relations chirurgicales de l'expédition d'Egypte.

presque toujours là où elle est à son maximum. La plante du pied, dans les différents cas, ne présente aucune altération morbide, à cause de la disposition du tissu cellulaire de cette région ; elle peut être seulement aplatie par suite du poids énorme qu'elle supporte.

Le plus souvant l'éléphantiasis est unilatéral ; cependant fréquemment encore on l'observe des deux côtés. Alors les membres sont d'ordinaire atteints successivement, et de ce fait il résulte presque toujours entre eux une différence de volume, preuve de leur inégale ancienneté dans l'état pathologique.

La sensibilité de la peau est parfois diminuée ; la transpiration et la température sont à peu près normales, elles ne fléchissent que lorsque l'induration est très-marquée ; les poils tombent, ou bien sont secs et cassants.

Malgré l'état local des parties, les malades ne présentent habituellement aucun symptôme particulier, leur état général est satisfaisant, ils ne se plaignent que de la gêne occasionnée par le volume de leur membre.

DURÉE, TERMINAISON, COMPLICATIONS.

La durée de l'éléphantiasis est presque toujours fort longue, persistant le plus ordinairement pendant toute la vie, sans que celle-ci soit directement compromise d'une manière sérieuse. Dans certains cas il est bien possible d'obtenir, par un traitement approprié, un résultat assez

satisfaisant pour faire croire à une guérison complète ;
mais le malade reste toujours sous le coup de nouvelles
crises, qui, venant à se produire, ramènent promptement le membre à son état morbide. Les exemples de
guérison spontanée sont excessivement rares, et encore
les observations qui s'y rapportent ne sont-elles pas re-
latives à l'éléphantiasis des membres inférieurs, mais
bien à des tumeurs éléphantiaqnes du scrotum (Hendy,
Mohammed-Aly-Bey).

La terminaison la plus heureuse est l'état stationnaire,
qui, tout en constituant une incommodité plus ou moins
grande pour les malades, suivant l'état du membre, leur
permet néanmoins, avec des soins et ménagements
convenables, de reprendre leurs occupations.

Différentes complications, locales ou générales, surviennent quelquefois dans le cours de la maladie. Rares
dans nos contrées, il est vrai, ces accidents tiennent
le plus ordinairement à la grande intensité des phénomènes inflammatoires. Telle est, par exemple, la gangrène, qui survient le plus fréquemment à la suite d'une
crise violente, lorsque les parties sont tuméfiées, engor-
gées à l'extrême. Elle peut aussi se manifester en dehors
d'un accès, chez des individus affaiblis, débilités, chez
lesquels, alors, elle se termine le plus souvent d'une manière fatale. Dans les cas plus heureux, l'élimination
de l'eschare se fait, pouvant mettre à découvert les os,
et déterminer un ulcère dont la cicatrisation est très-
lente à se produire.

C'est aussi après ces poussées violentes d'angioleucite
qu'il est donné d'observer, sur le trajet des lymphatiques
enflammés, des phlegmons plus ou moins étendus pou-

vant occasionner une infection purulente, ou une abondante suppuration qui produit rapidement l'épuisement
du sujet.

Une complication assez fréquente encore, c'est l'ulcère, dont la condition étiologique peut être multiple, et
qui se fait remarquer surtout par un mauvais aspect, par
une tendance envahissante, par les douleurs qu'il détermine parfois et enfin par les difficultés de la cicatrisation.
Ces ulcères peuvent coïncider aussi avec des varices con-
tribuant encore à exagérer le vilain aspect du membre.

Enfin citons la suppuration des ganglions lymphatiques qui peut survenir dans certains cas rares, comme
en rapporte quelques exemples le docteur Hendy.

Quant aux complications générales, elles consistent
dans l'exagération de l'accès fébrile éléphantiasique, qui
parfois même peut revêtir un caractère pernicieux et se
terminer promptement par la mort. Dans certains cas
encore on voit se produire un état d'anémie profonde et
de marasme résultant des progrès de l'affection et du
repos prolongé auquel sont condamnés les malades.

ANATOMIE PATHOLOGIQUE.

Les membres affectés d'éléphantiasis sont le siége d'altérations multiples et variables, le plus souvent en rapport avec le degré d'ancienneté de la maladie. Les différentes couches depuis l'épiderme jusqu'au périoste
peuvent être intéressées ; et à cette période extrême, s'il
est donné de faire une section à travers l'épaisseur d'un
membre éléphantiasique, on constate que la surface de

cette coupe est à peu près uniformément lardacée, de coloration blanc-jaunâtre, quelquefois comme gélatiniforme, par suite de la coagulation du liquide fibrinogène qui infiltre les tissus.

La peau épaissie, indurée, présente une hypertrophie plus ou moins considérable de ses différentes couches.

L'épiderme très-adhérent, tantôt dense et corné, tantôt mou et comme feuilleté (Virchow (1)), est rugueux à mesure qu'il se développe, et se laisse détacher très-facilement, après une macération de la peau dans l'eau. Parfois, il est à peine différent de son état normal, et Rayer (2) dans quelques points l'a trouvé d'une trans · parence complète.

Au-desous M. Andral (3), dans l'examen qu'il fit d'un membre devenu éléphantiasique à la suite d'ulcère de la jambe, a trouvé les couches suivantes :

« 1° Une couche qui n'existait qu'en certains points, constituée, tantôt par une simple ligne blanche, tantôt ayant une épaisseur plus considérable, une couleur grisâtre, une grande dureté et une véritable consistance cornée, tantôt formée d'écailles superposées et imbriquées ; là, où cette dernière disposition existait, l'écaille la plus profonde était médiatement soutenue par des papilles très-développées. Cette couche est l'analogue de la couche albide, décrite par Gauthier sur le nègre. C'est cette même couche, qui, rudimentaire chez l'homme, se développe chez les animaux pour donner naissance aux divers produits cornés.

(1) Loc. cit.
(2) Loc. cit.
(3) Précis d'anatomie pathologique, t. I, p. 170.

2° Une couche réticulaire composée d'un réseau de filaments noirâtres, s'entrecroisant en différents sens et laissant entre eux des intervalles transparents. Cette couche, qui est grise, brune ou noirâtre, serait l'analogue de la couche colorée chez le nègre.

3° Une couche se présentant sous forme d'une ligne blanche peu épaisse, s'enfonçant dans les intervalles du corps papillaire. Cette couche ne serait autre chose que la couche épidermique des papilles (Dutrochet).

4° Enfin, en certains points, le corps papillaire (bourgeons sanguins de Gauthier) était très-développé, composé de filaments très-longs, perpendiculaires à la direction des fibres du chorion, donnant lieu, par leur agglomération et les différences de leurs longueurs respectives, à des espèces de mamelons séparés par des rides. »

Le tissu cellulaire, dont la densité est d'autant plus grande qu'il se rapproche davantage du derme, ne présente plus avec lui de ligne appréciable de démarcation; ils paraissent confondus ensemble. On le trouve constitué par des aréoles larges qui peuvent atteindre jusqu'à 4 et 5 lignes de diamètre, et dont le grand développement fait disparaître la plupart des autres. A mesure que les parois celluleuses s'épaississent, les paquets adipeux comprimés, enserrés par le développement des lames conjonctives, sont à peu près résorbés et finissent par disparaître. La sérosité qui remplace les vésicules adipeuses est celle que l'on obtient pendant la vie par la piqûre, et qui se coagule spontanément à l'air, après s'être légèrement troublée. C'est un liquide alcalin, de coloration grisâtre, analogue à la lymphe, peu épais et fortement albumineux.

Au microscope, Vulpian (1) a trouvé dans ce liquide transparent : des granulations moléculaires très-nombreuses, une quantité prodigieuse de cellules et des noyaux multiples. Cette sérosité parfois se combine avec les parties où elle est infiltrée, et les parois celluleuses adhérentes entre elles forment un tissu très-dense, criant sous le scalpel ; il y a alors métamorphose fibreuse, et il est impossible de distinguer ce tissu fibreux accidentel du derme hypertrophié, qui fait corps avec lui (2).

Le tissu cellulaire intermusculaire présente également des altérations, mais le plus souvent on les trouve à un degré moindre que dans les couches cellulaires souscutanées.

Les appareils glandulaires de la peau ne présentent en général aucune lésion spéciale ; ils sont en grand nombre détruits par compression cirrhotique, disséminés, portés à une grande profondeur par suite de l'augmentation considérable d'épaisseur du derme et de l'hypoderme. Cependant Vulpian (3) dit avoir trouvé un certain nombre de follicules plus volumineux qu'à l'état normal.

Par suite de la pression qu'ils supportent, les divers tissus primitifs sont profondément altérés ; les uns disparaissent, les autres se confondent pour ne plus former qu'une seule masse. Les muscles sont en général pâles,

(1) Bulletin de la Société de biologie, 1856, p. 303.
(2) Cruveilhier, Anatomie pathologique, t. III, p. 589.
(3) Loc. cit.

amincis, atrophiés ; ils peuvent subir, les uns, la transformation fibreuse, les autres, la régression graisseuse. Andral(1) les a vus quelquefois presque entièrement remplacés par une énorme masse de tissu cellulaire dur, creusée de vacuoles remplies de sérosité, et présentant dans quelques points la consistance cartilagineuse.

Les aponévroses elles-mêmes peuvent être hypertrophiées, lardacées ou présenter une dissociation de leurs fibres par suite de l'interposition des produits morbides.

Les ligaments interosseux et articulaires sont quelquefois détruits ou convertis en substance osseuse, et les surfaces articulaires, plus ou moins intimement soudées, peuvent présenter une véritable ankylose par fusion comme cela a été vu au calcanéum et à l'astragale.

Le périoste aussi, parfois atteint, offre à considérer les différentes altérations de la périostite (Virchow) ; les os peuvent être hypertrophiés, et offrir, au niveau des insertions musculaires, des stalactites se prolongeant dans l'épaisseur des muscles (2) ; leur tissu acquiert une consistance, une dureté semblables à celles de l'ivoire.

Les veines, soit variqueuses, soit oblitérées et rétrécies, ont été trouvées avec des parois épaissies, comme artèrialisées (Bouillaud, Rayer). Fabre a même vu la cavité de la saphène interne complétement effacée dans un espace de deux pouces environ, et Cruveilhier a rap-

(1) Loc.cit.
(2) Cruveilhier, Anatomie pathologique, t. IV, p. 20.

porté un cas dans lequel l'oblitération des vaisseaux vei-
neux était produite par des concrétions fibro-cartilagi-
neuses ou cartilagineuses non adhérentes.

Les artères aussi ont présenté un développement
anormal, leur calibre était élargi.

Des altérations également ont été trouvées dans les
nerfs que l'on a vus tantôt atrophiés, tantôt au contraire
plus volumineux, offrant sur leur trajet des nodosités,
des petits kystes. Dans un cas, le nerf poplité externe
renfermait dans son épaisseur une masse gélatineuse,
refoulant les fibres nerveuses, et au-dessous de cette altération, il présentait une augmentation de volume et
une densité plus grande qu'à l'état normal. Mais, pour
Cruveilhier, cette hypertrophie n'est qu'apparente; elle
serait due non pas à la fibre nerveuse, mais bien au
névrilème, au tissu cellulaire et à l'œdème chronique.

Quant aux lésions du système lymphatique, elles
consistent dans la dilatation des vaisseaux, le ramol-
lissement de leurs parois qui peuvent être affaiblies
au point de ne pouvoir résister aux injections (Alard).

Les ganglions inguinaux ou du creux poplité sont vo-
lumeux, plus ou moins engorgés. Leur gonflement est
dû à la production de nombreux corpuscules lymphatiques, qui, passant plus tard à l'état d'induration fibreuse,
leur donnent une grande consistance.

Dans certains cas très-rares, on a trouvé du pus
dans leur intérieur; mais ce n'est guère que dans les
formes graves des tropiques que cela a été observé
(Hendy) (1).

(1) Loc. cit.

Quel est donc le point de départ de ces altérations diverses? Quel est le siége primitif de l'éléphantiasis ?
Plusieurs opinions ont été émises sur ce sujet : Bouillaud, Gaide, Rayer, prenant en considération les altérations des veines, pensaient qu'elles jouaient un rôle
important dans la production de la maladie et que les
lésions lymphatiques n'étaient que secondaires.

Pour Hendy, le siége primitif du mal était dans les
ganglions lymphatiques, qui, en se tuméfiant, s'énflam-
mant, opposaient ainsi un obstacle à la libre circulation
de la lymphe et déterminaient une accumulation de ce
fluide dans les parties.

Pour Alard (1), ce n'étaient pas seulement les ganglions qui étaient atteints, mais tout le système lymphatique.

« Les glandes, dit cet auteur, sont, il est vrai, affec-
tées dans cette maladie, mais simultanément avec les
vaisseaux lymphatiques et comme faisant partie du
même système. Il est des cas où elles ne participent pas
à la maladie et où les accidents ne sont pas moins intenses ; tandis qu'il est impossible que cette maladie ait
lieu, si le mal se borne aux glandes sans intéresser les
vaisseaux lymphatiques, car alors ce sont de simples
bubons. »

Cette dernière opinion, basée sur les altérations du
système lymphatique et surtout sur l'observation atten-
tive des symptômes de la maladie, a prévalu et est aujourd'hui adoptée par la majorité des auteurs.

(1) Loc. cit., p. 237.

Charcellay.   4

L'éléphantiasis est une maladie essentiellement lymphatique : la lésion initiale émane du réseau lymphatique lacunaire du derme, dont les éléments conjonctifs s'hypertrophient et se développent en quantité considérable. Dès le début, d'après les recherches de Virchow, on peut constater la prolifération épithéliale des petits vaisseaux lymphatiques dont la paroi est épaissie. Plus tard, lorsque les fibres conjonctives feutrées du derme sont augmentées de volume et de densité, elles forment un réseau, baigné de liquide lymphatique, communiquant avec les espaces plasmatiques agrandis.

C'est ainsi que prennent naissance le développement et l'intumescence des parties, dont la consistance variable dépend du degré de condensation de la trame conjonctive, de la combinaison plus ou moins intime du liquide épanché avec les tissus (formes molles et dures des auteurs).

Suivant aussi que la prolifération éléphantiasique occupera surtout le derme profond et l'hypoderme, ou au contraire la zone papillaire, on aura les éléphantiasis lisses, papillomateux, tuberculeux ; toutefois, dans ce dernier cas, la totalité de la peau et du tissu cellulaire sous-cutané est envahie.

DIAGNOSTIC.

Les caractères sur lesquels nous avons insisté plus haut, dans la symptomatologie, sont assez tranchés pour que le diagnostic ne présente généralement pas de difficultés. Cependant, tout à fait au début, on peut méconnaître un accès éléphantiasique et rapporter les accidents observés à une lymphangite simple ou à un érysipèle ; c'est en examinant la marche de l'affection, en constatant l'absence des lésions particulières à l'érysipèle, en reconnaissant la succession des accès et les indurations consécutives, que l'on arrivera à un diagnostic exact.

Plus tard, on ne pourra confondre la maladie avec la phlegmatia alba dolens, si l'on considère que tout d'abord l'œdème douloureux, survenu chez une femme nouvellementaccouchée, acquiert rapidementuneénorme intensité, envahit promptement une grande partie du membre et détermine le plus souvent une fièvre peu vive, mais de plus longue durée.

Enfin, certaines inflammations chroniques de la peau et du tissu cellulaire sous-cutané, des œdèmes anciens ayant occasionné un gonflement et une induration notables des parties, pourraient au premier abord faire croire à l'existence d'un éléphantiasis à l'état stationnaire. Toutefois un examen attentif lèvera bientôt le doute.

Il ne sera jamais donné alors de constater les accès successifs et caractéristiques de l'éléphantiasis, ces déformations parfois considérables, et enfin ces altérations diverses de la surface cutanée qui appartiennent en propre à la maladie.

PRONOSTIC.

Le pronostic de l'éléphantiasis est variable suivant les différentes circonstances : le plus habituellement il est sans gravité pour la santé générale de l'individu ; cependant c'est toujours une maladie fâcheuse qui devient d'autant plus rebelle, qu'elle existe depuis plus longtemps, qu'elle a envahi de plus grandes surfaces et que l'altération est plus profonde. Des cas de récidive ont été observés à la suite de l'amputation des membres affectés ; Alard (1) croyait même à la transposition, à la métastase possible de la maladie sur les viscères, après l'opération. Mais cette opinion est erronée, les accidents que ce médecin a constatés en pareil cas sont ceux qui sont communs à toutes les opérations, sans qu'il soit possible de les rapporter exclusivement à l'éléphantiasis.

Les accès éléphantiasiques, malgré la violence que présente parfois leur degré fébrile, ont généralement une terminaison favorable, et le danger pour la vie des malades résulte seulement des complications diverses qui peuvent survenir dans le cours de l'affection.

C'est donc par sa résistance à tous les modes de traitement, par l'impotence qu'elle produit et les accidents dont elle peut être l'occasion, que la maladie acquiert en général toute sa gravité.

(1) Histoire d'une maladie part. au syst. lymphatique.

TRAITEMENT.

Bien des tentatives, tant générales que locales, ont été dirigées contre l'éléphantiasis, et fort peu ont été cou-ronnées d'un succès durable. Les moyens dont on dispose permettent bien, il est vrai, d'obtenir assez souvent une amélioration réelle dans l'état des malades, mais les ressources de l'art et de la thérapeutique restent impuissantes à prévenir le retour de ces accès qui font bien vite perdre les quelques bénéfices d'une médication active et persévérante.

Après avoir passé en revue quelques-uns des moyens préconisés par les médecins et chirurgiens ayant eu à traiter l'affection, nous terminerons par l'indication du mode de traitement qui nous paraît donner les meilleurs résultats.

Au début les phénomènes inflammatoires étant la chose prédominante, on a conseillé, avec les émollients, les antiphlogistiques, saignées générales ou locales. Rayer (1) se montre le défenseur de cette méthode, qui dans bien des cas, dit-il, lui aurait réussi, soit pour diminuer la durée et l'intensité des accès, soit même dans la période chronique pour calmer ce sentiment de tension douloureuse dans les parties atteintes dont se plaignent parfois les malades. Mais l'opinion de cet auteur est loin d'être admise par tous. Alard, Régo (2) rejettent complé-

(1) Maladies de la peau, 2e édit., t. III, p. 837.
(2) Gazette des hôpitaux, 1843, p. 412.

tement les saignées, qui pour eux sont plus nuisibles
qu'utiles. Cazenave (1) partage le même avis pour la période chronique. « Je les ai vues, dit cet auteur, employer
plusieurs fois sans aucun avantage, et j'ai vu surtout des
malades, chez lesquels on y avait eu recours tant de fois
qu'ils étaient couturés de cicatrices, n'en avoir éprouvé
aucun soulagement. »

On a vanté aussi les scarifications, les incisions plus
ou moins profondes et étendues, l'application répétée de
vésicatoires, les cautérisations, afin de faciliter l'écoulement du liquide éléphantiasique ; mais ces différents
moyens ne donnent qu'une amélioration passagère, ne
pouvant rien contre l'obstacle au courant lymphatique,
ni contre la coagulation rapide de ce liquide éléphantiasique, liquide fibrinogène, autant combiné qu'in-
filtré. Souvent même ces moyens doivent - ils être
considérés comme dangereux, pouvant être le point
de départ d'ulcérations longues et difficiles à se
cicatriser ou de nouvelles poussées inflammatoires
ne faisant qu'aggraver l'état des parties. Ce n'est que
tout à fait au début, lorsque le liquide est encore
fluide, ou à une période plus avancée, dans les cas
de distension extrême, que l'on peut avoir recours aux
piqûres faites à l'aide d'une aiguille. Maintes fois M. le
docteur Besnier a eu recours à ce moyen dans son service à l'hôpital St-Louis, obtenant un écoulement modéré
de quelques heures à quelques jours de durée, et ap-
portant ainsi quelque peu de soulagement à ses malades.

Des pommades résolutives et astringentes, des fric-

(1) Dictionnaire en 30 volumes, t. XI, p. 287.

tions diverses, des épithèmes ont encore été employés au début, et les médecins anglais rapportent avoir obtenu d'excellents effets des préparations iodées à l'extérieur. Mais ces applications de tout ordre ont le grand inconvénient, à notre avis, d'être souvent une cause d'irritation de la peau.

Les sudorifiques répétés en grande quantité (Hillary), les vomitifs, les purgatifs et diurétiques ont été conseillés dans le but d'obtenir une dérivation puissante. Des médicaments de différente nature, des potions au quinquina, à l'iodure de fer et de potassium, des préparations arsénicales ont aussi été vantées; mais ces moyens divers ont bien peu d'influence.

Il n'en est pas de même de la compression méthodique associée parfois au massage, aux bains et aux douches de vapeur.

Comme nous le verrons plus loin, c'est de ce mode de traitement que l'on obtient les meilleurs résultats. En 1872, dans le service de notre savant maître, le professeur Lasègue, à la Pitié, nous avons pu observer une fille atteinte d'un éléphantiasis de tout le membre inférieur gauche, qui fut promptement amélioré par le massage régulièrement fait tous les jours, associé au repos, aux bains et à la compression méthodique à l'aide d'une bande de toile roulée sur de la ouate.

« Cette méthode, dit Rayer (1), a complétement réussi à Bayle et à M. Alard, chez un de leurs malades atteint d'éléphantiasis depuis douze ans. Un homme vigoureux venait chaque matin presser la jambe de ce malade en

(1) Maladies de la peau, t. III, 2e édit., p. 838.

tous sens et continuait cette manœuvre pendant trois
quarts d'heure, une heure, après quoi l'on appliquait un
bandage roulé depuis les orteils jusqu'au genou. »

Plus tard, lorsque la maladie a atteint un plus grand
développement et reste à un état stationnaire, lorsque
la compression est sans résultat ou impossible à appli-
quer, la gêne occasionnée par l'état des parties étant
excessive, on a proposé pour débarrasser les malades la
ligature de l'artère principale du membre, la compression de cette artère et même l'amputation. ·

C'est aux médecins américains que l'on doit d'avoir
mis en honneur la ligature de l'artère du membre malade.

Leur pensée était qu'en diminuant l'abord du sang
artériel dans les parties, ils faciliteraient l'action résor-
bante des vaisseaux lymphatiques par suite de l'accumulation moins grande des matériaux nutritifs, et auraient ainsi chance de faire disparaître l'état morbide.
Carnochan, de New-York, a lié cinq fois l'artère fémo-
rale pour des éléphantiasis des membres inférieurs, et
son exemple a été suivi en France et à l'étranger. Ba-
rallier (1), dans son article éléphantiasis, rapporte que
sur quatorze cas traités par la ligature, dix auraient été
suivis de guérison, trois d'amélioration et un seulement
de mort par infection purulente.

« Mais, dit M. le professeur Gosselin, cette belle et
trop courte statistique est-elle l'expression réelle des
faits? A l'étranger comme trop souvent en France, ne

____

(1) Dictionnaire de médecine et de chirurgie pratiques, t. XI, p. 578.

s'empresse-t-on pas de publier les succès, ne laisse-t-on pas dans l'ombre les revers? »

Quand on pense aux complications graves que peut entraîner la ligature de l'artère principale du membre, on comprend que certains chirurgiens aient renoncé à cette méthode.

Voici l'opinion de M. Besnier à cet égard (1) : « Je ne saurais trop vous affirmer que c'est une pure illusion basée sur une notion imparfaite de la nature et de la marche du plus grand nombre des cas d'éléphantiasis, de supposer que l'interruption momentanée du cours du sang artériel puisse en procurer l'arrêt et la guérison; cette tentative, je le répète, ne peut être discutée en principe que dans certains cas tout exceptionnels de lésion dûment localisée, unilatérale, stationnaire, et sur la demande expresse et formelle du malade éclairé sur toutes les éventualités qui s'y rattachent. »

Dans le même but que la ligature, la compression digitale de l'artère a été employée. C'est en 1861 que, pour la première fois, le docteur Vanzetti, de Padoue (2), eut recours à ce procédé dans un cas d'éléphantiasis de la jambe droite développé chez une fille de vingt et un an. Ce médecin commença par faire garder le lit à la malade pendant vingt jours, la jambe entourée d'un bandage compressif et placée sur un plan incliné, afin de ne pas attribuer à la compression digitale des résultats dus seulement au repos et au bandage compressif. Au bout de ce temps, le membre ayant conservé son volume,

(1) Gazette des hôpitaux, 1878, n° 138, p. 1100.
(2) Bulletin de la Société de chirurgie, 1868, t. VIII, p. 393

on pratiqua alors la compression de l'artère qui fut appliquée le jour seulement pour ne pas troubler le sommeil de la patiente, et continuée pendant un mois et demi avec quelques intervalles de suspension. La jambe diminua progressivement et il fut permis à la malade de se lever, après l'application préalable d'un bandage compressif. Trois ans plus tard, l'éléphantiasis avait complétement disparu ; la jambe dont la peau pouvait être soulevée en plis minces, présentait même un léger degré d'atrophie relativement à celle qui était restée saine.

Mais dans plusieurs autres cas cette méthode n'a pas été suivie d'un aussi beau succès. Chez un malade de M. le docteur Gosselin (1), la compression digitale devint la cause d'une excoriation au niveau du pli de l'aîne, d'où partit bientôt un érysipèle intense qui se propagea aux deux membres. Après cet érysipèle, l'éléphantiasis avait plutôt augmenté que diminué, et la jambe droite était prise d'un commencement de la même maladie. Une compression régulière fut alors faite sur les deux jambes avec un bandage ordinaire recouvert d'une bande de caoutchouc et l'on obtint ainsi une amélioration suffisante pour permettre au malade de quitter l'hôpital.

Enfin, on a tenté aussi l'amputation du membre, et des succès ont été obtenus par Petit (de la Réunion), Nægelé (2), Mazaé-Azéma (3). Pour ce dernier auteur, l'o-

(1) Revue photographique des hôpitaux de Paris, 1869.
(2) Archives générales de médecine, 1ʳᵉ série, vol. XIII, p. 426.
(3) Gazette médicale de Paris, 1858. p. 22.

pération est soumise aux chances habituelles des opérations de ce genre, et la récidive n'est pas du tout la
règle ; on ne doit la pratiquer que sur la demande des
malades, lorsque le poids de leur membre est devenu
une gêne trop grande pour eux.

Mais il n'est permis d'en venir à ce moyen radical que
dans les cas extrêmes : quand par son volume très-con-
sidérable, par quelques complications plus ou moins
dangereuses, on voit que la conservation du membre est
une cause d'épuisement pour les malades et compromet
sérieusement leur existence.

Quelle est donc la méthode de traitement à mettre
d'abord en pratique dans l'éléphantiasis ?

Au début comme dans le cours de la maladie, lors-
qu'on est en présence d'une crise éléphantiasique, on
conseillera le repos au lit, des boissons rafraîchissantes
et diaphorétiques, le sulfate de quinine dont l'usage paraît dans certains cas diminuer l'intensité des accès et
en éloigner le retour. Les évacuants, à dose purgative
ou vomitive, seront aussi employés, selon l'indication.
Localement, le membre sera tenu dans une position élevée qui facilitera la circulation en retour ; de la poudre
d'amidon, des compresses imbibées d'eau de guimauve,
d'eau de sureau, ou de toute autre espèce émolliente,
ou bien des cataplasmes de fécule de pommes de terre
arrosés d'eau blanche seront appliqués sur les parties
pour en combattre l'inflammation.

Plus tard, lorsque la maladie sera arrivée à sa période
d'état, c'est à la compression méthodique à l'aide d'une
bande de caoutchouc que l'on aura recours, moyen très-
puissant, qui présente le plus de chances de succès,

sans offrir aucun danger pour le malade. Les bains, les douches d'eau chaude et de vapeur, ainsi que le massage, pourront dans certains cas être utilement associés à la compression pour en aider l'action, en rendant à la peau sa souplesse et son activité.

Le membre sera tenu dans l'élévation sur un coussin, on l'enveloppera préalablement d'une couche d'ouate épaisse qui sera maintenue par un bandage roulé, en toile, disposé de telle façon que la bande de caoutchouc trouve un substratum régulier et uniformément cylindrique. On ne saurait apporter trop de soins dans la confection de ce bandage qui, trop peu serré, demeure sans action, et dans le cas contraire, peut devenir rapidement la cause de vives douleurs ou de complications.

C'est surtout dans les cas d'éléphantiasis lisse, avec intégrité du derme, lorsque l'affection est de date récente et limitée à un segment du membre, que la compression et l'élévation combinées donnent de beaux et rapides succès. Toutefois, l'altération étendue à tout un membre, la présence d'ulcères primitifs ou secondaires, de crevasses et de fissures profondes, ne seront pas toujours une contre-indication à l'emploi de ce moyen, dont souvent encore dans ces différentes conditions on pourra retirer les plus heureux effets. L'application de l'appareil sera rendue seulement plus délicate et demandera à être renouvelée plus souvent à cause de l'infection rapide des pièces de pansement.

Mais il ne faut pas se dissimuler l'insuffisance de cette méthode de traitement dans bien des cas, où l'on est réduit alors à l'emploi de simples palliatifs, si l'on ne veut pas avoir recours à l'amputation.

A titre préventif, on conseillera les toniques, les préparations de quinquina, une nourriture fortifiante ; les malades feront usage d'un bas lacé ou élastique ; on leur recommandera l'absence de fatigues, la soustraction aux différentes causes locales d'irritation, en un mot, toutes les précautions d'hygiène désirables pour éviter le retour de la maladie.

OBSERVATION I (publiée dans la Gazette des hôpitaux, année 1878, n° 128). — Eléphantiasis de la jambe droite, consécutif à un érysipèle phlegmoneux.

Adolphe R....., ouvrier en galoches, âgé de 40 ans, entré à l'hôpital St-Louis, le 14 avril 1878, service de M. le docteur Besnier.

C'est un homme assez vigoureux, sans antécédent pathologique héréditaire, bien portant lui-même, à l'exception des phénomènes morbides qui se sont manifestés dans le membre inférieur droit, depuis l'âge de 12 ans. Il habitait à cette époque la campagne de Bourges, dans une localité marécageuse, et il a eu a plusieurs reprises, dans le cours de son enfance, des accès de fièvre intermittente.

L'affection qui l'amène aujourd'hui à l'hôpital remonterait à l'âge de 12 ans ; il aurait eu alors, sans autre raison que la fatigue plus grande supportée, dans sa profession, par le membre inférieur de ce côté, un érysipèle phlegmoneux, pour lequel le médecin qui lui donna des soins, fit autour de la région péri-malléolaire cinq incisions verticales profondes, longues chacune de plusieurs centimètres, et dont on retrouve la trace saillante, marquée par des cicatrices. Depuis cette époque jusqu'au commencement de l'année 1878, il n'y aurait eu que trois attaques semblables à la première, ayant chacune laissé le membre un peu plus volumineux que précédemment, mais néanmoins dans des proportions assez modérées pour que le malade ait pu faire le service militaire pendant la campagne de 1870-71.

La dernière crise, la plus intense et la plus longue, a débuté au mois de janvier dernier : comme dans les précédentes, frisson initial violent, prolongé ; douleur et gonflement dans la région inguinale, rougeur vive, mais envahissement, pour la première fois, de la partie inférieure de la cuisse. C'est à la suite de cette dernière poussée phlegmasique que le membre a acquis l'aspect qu'il offre aujourd'hui, et qui reste absolument stationnaire.

Etat actuel : Un coup d'œil jeté sur le malade découvert, et placé dans le décubitus dorsal, fait remarquer l'augmentation considérable de volume du membre inférieur droit, accentuée surtout et arrêtée au niveau du cercle péri-malléolaire, tandis que le pied semble avoir son volume normal.

Mensuration comparée	*membre droit*	*membre gauche*
au pli génito-crural,	53 centim.	51 centim.
à la partie moyenne de la cuisse,	43 —	43 —
à la rotule,	33 —	30 —
à la partie moyenne de la jambe,	38 —	31 —
aux malléoles,	31 —	23 —

La couleur est uniformément normale dans toute l'étendue des parties malades.

La couche cornée est intacte: on note seulement quelques excoriations superficielles, un peu de desquamation fendillée sur les faces postérieures.

La température, appréciée à la main, semble normale, comparativement à celle du membre sain.

Aucun trouble profond de la sensibilité.

La consistance est ferme, dure aux parties inférieure et postérieure; le tégument reçoit cependant et conserve quelques instants l'impression forte du doigt; à quelque profondeur que soit enfoncée une aiguille, qui pénètre avec peine dans les tissus, elle rencontre des couches indurées, fibreuses ; au-devant du tibia, cette couche dure est épaisse de 23 millimètres, l'épaisseur de la partie correspondante sur le membre sain n'étant que de 4 à 5 millimètres; partout la piqûre donne issue à un liquide clair, alcalin , fibrinogène et chargé de cellules.

Bien que le poids du membre apporte à la marche une gêne considérable, tous les mouvements peuvent être exécutés.

Le repos, les bains de vapeur, les frictions résolutives, etc., n'amenèrent aucune modification favorable ; ce n'est que par la compression méthodique, pratiquée à l'aide des bandes de caoutchouc, qu'une guérison relative fut obtenue, c'est-à-dire la possibilité, pour le malade, de reprendre son travail, le membre simplement maintenu par un bas élastique.

Obs. II (extraite de la Gazette medicale de Paris, 1858, publiée par le
Dr Mazaé-Azéma).
Eléphantiasis de la jambe gauche, consécutif à un abcès ganglionnaire
du creux poplité.

Elie B....., créole, âgé de 30 ans, exerçant la profession de char-
pentier.

Cet homme, d'un tempérament lymphatique, présente plusieurs cicatrices au pli de l'aine, à droite et à gauche, résultat d'adénites abcé-
dées dans son enfance, et conséquemment d'une époque bien antérieure
à la première apparition de l'éléphantiasis. Plus tard, au milieu des
occupations de son métier, il est pris subitement d'une violente douleur
au creux du jarret gauche, une inflammation des ganglions poplités
survient et se termine par abcès. Puis trois mois après, se produit un
frisson violent avec fièvre intense, accompagnée de vomissements.

En même temps à la partie interne de la jambe gauche, et suivant le
trajet des lymphatiques du membre, apparaît une corde dure, tendue,
rouge, douloureuse, dirigée du talon au creux du jarret ; la jambe est
recouverte d'une teinte érysipélateuse, et il se produit également de
l'engorgement des ganglions inguinaux qui deviennent douloureux, bien
que la corde ne soit pas perceptible à la cuisse.

L'accès fébrile dura vingt-quatre heures, la rougeur du membre pâlit
peu à peu et une desquamation complète de la jambe eut lieu. Ce qu'il
y eut de plus remarquable, c'est que huit jours après le début de la fièvre, alors que tout était calmé, sur un des points qui avaient été le plus
douloureux, une petite ampoule parut ; le malade la perça, et pendant
trois ou quatre jours il s'en écoula une grande quantité d'eau. Ce pre
mier accès laissa dans le membre du gonflement, mais sans induration.
Depuis, de fréquents accès, identiques au premier, se renouvelèrent,
surtout pendant l'été ; et la jambe devint de plus en plus volumineuse
et acquit une dureté de plus en plus grande avec le retour des accès.

Aujourd'hui, l'intumescence s'étend depuis les doigts de pied jusqu'à
l'articulation du genou. La mensuration fait constater :

Au niveau du mollet,	91 cent. de circonférence.
Au niveau des malléoles,	75 —
A la partie moyenne du pied,	39 —

La peau est pâle, rugueuse et recouverte d'écailles, assez analogues
à celles de l'ichthyose.

Au début de la maladie le gonflement fut uniforme ; ce n'est que plus
tard que le bas de la jambe présenta les étages qu'on y observe, con-

stitués par des plis profonds, circulaires, surmontés de saillies et de bourrelets prononcés et siégeant au niveau des malléoles.

Fatigué par le poids de sa jambe, B.... demande à en être débarrassé. L'amputation au tiers inférieur de la cuisse est pratiquée par la méthode circulaire et suivie de guérison.

Obs. III (publiée dans la Gazette des hôpitaux, année 1878, no 128). — Eléphantiasis de la jambe gauche, consécutif à un ulcère.

Louis T..., imprimeur sur tissus, âgé de 70 ans, admis à plusieurs reprises à Saint-Louis, service de M. le Dr Besnier, la première fois en février 1876.

Cet homme, bien qu'il affirme n'avoir jamais enduré de privations ou de souffrances, présente cependant à son entrée tous les caractères de la vieillesse misérable, y compris la phthiriase des vêtements et l'affais-sement moral.

Sur ses antécédents pathologiques on obtient peu de renseignements ; il se rappelle seulement avec certitude qu'il a eu dans son enfance des éruptions cutanées, des coryzas avec croûtes et des blépharites fré-quentes.

L'affection remonte à l'année 1872 ; elle a débuté sous l'influence de grands efforts qu'exécutait le membre gauche pour les nécessités de sa profession, par une ulcération, peut-être variqueuse, développée en avant un peu au-dessous de la partie moyenne de la jambe gauche. En même temps se sont produits des accidents caractérisés par l'apparition subite d'un frisson, suivi de douleur et de gonflement dans l'aîne gauche avec rougeur et gonflement du membre, le tout durant de quatre à huit jours. Depuis le début, ces accès se sont succédés en si grand nombre, que le malade ne saurait en calculer le chiffre, même approxima-tivement.

A la suite de ces poussées lymphangitiques, la jambe, dans sa partie inférieure surtout, s'est endurcie et hypertrophiée sous la forme spé-ciale qu'elle présente.

Pendant quatre années, les accidents locaux se sont développés ex-clusivement à gauche. Mais le 30 mai 1876, le malade étant dans les salles et n'ayant été soumis à aucune cause morbide particulière, n'ayant ni ulcérations ni varices de ce côté, il survint comme d'habitude un frisson et un accès fébrile, et le membre inférieur droit devint, en même

temps que le gauche, le siége d'une lymphangite diffuse avec adénopa-
thie inguinale douloureuse correspondante.

Tuméfaction du membre à la suite, manifeste surtout dans la région
péri-malléolaire. Un an plus tard, nouvel accès de lymphangite du côté
droit laissant après lui une tuméfaction plus accentuée encore. Depuis,
les accès lymphangitiques ont continué à se reproduire du côté gauche, mais ils n'ont pas reparu à droite où l'état est resté stationnaire.

Etat actuel : Ulcère scléreux de la partie antéro-inférieure de la
jambe gauche ; induration et adhérence des téguments aux parties profondes ; limitation presque absolue des lésions à la jambe dont le collet
inférieur est remplacé par une saillie circulaire qui place à l'union
de la jambe et du pied le diamètre le plus considérable qu'elle présente.

Dans tous ces points, même au niveau des plus indurés, le doigt en-
foncé très-fortement peut marquer son empreinte et les piqûres laissent
écouler de la sérosité coagulable.

La sensibilité est conservée, sauf dans la couche indurée du derme.

La coloration générale des parties malades est brunâtre, gris-sale, due
tout entière à l'imprégnation sordide de la couche cornée hypertrophiée (*elephantiasis fusca vel nigricans*).

Leur surface, au lieu d'être lisse, est rugueuse, et sur la plus grande
partie du tiers inférieur du membre, elle est hérissée de saillies papilli-
formes qui, examinées à la loupe, montrent toutes les formes de papilles connues, fungiformes, mûriformes, perlées, bifides, et formant, par
l'agglomération serrée de leurs cônes cornés, une surface velvétique, un
chevelu fin très-délicat surtout autour du tendon d'Achille, à la bordure
des espaces interdigitaux, autour des ongles et dans le sillon sous-un-
guéal où elles relèvent et font saillir l'ongle.

Etat général satisfaisant.

Les diverses tentatives thérapeutiques sont restées sans grand résultat, en raison des fréquentes poussées lymphangitiques et de l'infection
des pièces du bandage compressif par le suintement incessant de l'ulcère. Toutefois, au moment des accès, les cataplasmes de fécule arrosés d'eau blanche et l'emploi du sulfate de quinine à l'intérieur ont toujours paru avoir une influence favorable.

    Charcellay.   5

Obs. V (extraite de l'article Eléphantiasis du Dictionnaire des sciences
médicales en 60 volumes).
Eléphantiasis de la jambe droite, consécutif à des ulcères.

Il s'agit d'un homme de 40 ans, atteint de scrofules depuis son enfance, entré à la Charité de Lyon dans le service de M. L. Valentin, en 1811.

Ce malade raconte que le gonflement de sa jambe est survenu à la suite d'ulcères siégeant au niveau de la partie interne du genou, et qu'au début de l'augmentation de volume de son membre, il s'aperçut d'une rougeur vive, érysipélateuse, accompagnée de phénomènes fébriles d'une durée de huit à dix jours.

A son entrée à l'hôpital, la jambe et le pied étaient affectés d'une tuméfaction considérable. On constatait l'endurcissement du tissu cellulaire, des tumeurs inégales au bas de la jambe, l'absence apparente des orteils, la couleur blanchâtre et verdâtre du pied. Le cou-de-pied, à sa face supérieure surtout, était couvert d'écailles très-dures et très-adhérentes, d'un brun sale ou verdâtre, semblables à l'écorce de certains arbres médiocrement chargés d'une espèce de lichen. Quelques intervalles sillonnés vers le milieu étaient remplis par des squames blanchâtres plus minces et comme furfuracées. Au niveau de la malléole externe, existaient trois espèces de globes saillants séparés par des rainures profondes dirigées d'avant en arrière.

La région malléolaire interne était également couverte d'une tumeur déprimée par deux enfoncements ou sortes de gouttières superficielles. La jambe avait 17 pouces 1/2 de circonférence à la partie inférieure et vers les malléoles 18 pouces. La circonférence du pied, à sa partie moyenne, était de 13 pouces 1|2.

Une bande fut méthodiquement appliquée sur les parties jusqu'au tiers inférieur de la cuisse et modéra ainsi l'accroissement de volume de l'extrémité malade.

Obs. V (extraite des Archives générales de médecine, 1re série, vol. XIII,
publiée par le Dr Nœgelé, en 1827).
Eléphantiasis de la jambe gauche, consécutif à une arthrite
chronique de l'articulation tibio tarsienne.

Il s'agit d'un jeune homme de 26 ans, de constitution faible, sans antécédents pathologiques héréditaires.

A 1 an 1|2, ce garçon eut une luxation du pied gauche qui nécessita pendant longtemps l'application d'un appareil ; il ne put commencer à marcher qu'à l'âge de 5 ans, en conservant toutefois de la claudication.

En grandissant, il s'aperçut que son pied et sa jambe augmentaient de volume, le membre se gonflant d'une manière notable surtout le soir, de même qu'après une station ou une marche de longue durée. Le repos faisait disparaître ce gonflement.

Les mouvements occasionnaient des douleurs quelquefois lancinantes, commençant toujours à l'articulation du pied pour s'étendre jusqu'au-dessus de la jambe. Cet état resta ainsi stationnaire sans altération de la peau. Puis, à l'âge de 20 ans, à la suite de fatigues occasionnées par la marche, les douleurs augmentèrent et se firent ressentir même pendant le repos. Il y eut de l'augmentation de volume du pied et de la jambe ; la peau devint ferme, rouge, brune, ulcérée dans les points les plus foncés. Ces ulcères, variables, de la grosseur d'une tête d'épingle à une petite noix, suppuraient, puis guérissaient pour se reproduire de nouveau. Des croûtes également se voyaient sur quelques-uns.

Peau très-sèche, épaissie, cartilagineuse.

Quelques mouvements du pied sur la jambe persistent encore.

A quelques travers de doigt au-dessous de l'espace poplité, on sent une glande engorgée, dure.

L'intensité des douleurs fait penser à débarrasser le malade de son membre, et l'amputation, suivie de guérison, est pratiquée à la partie supérieure de la jambe, bien que le gonflement et l'induration remontassent jusqu'au genou.

Obs. VI (service de M. le Dr Duplay, à Saint-Louis).
Tumeur blanche ancienne du genou, nombreux trajets fistuleux, éléphantiasis consécutif de tout le membre inférieur gauche.

D... (Catherine), journalière, âgée de 41 ans, originaire de la Haute-Vienne, depuis vingt-trois ans à Paris. Entrée dans les salles le 12 janvier 1878.

Pas de maladies aigues. Manifestations scrofuleuses dans son enfance, ainsi que chez ses frères et sœurs.

A l'âge de 9 ans, entorse du genou gauche à la suite d'une chûte de sa hauteur ; puis gonflement de l'articulation qui devint douloureuse, sans empêcher complètement la marche. On a prononcé devant la malade les mots de tumeur blanche. A 18 ans, nouvelle entorse et aggravation de l'état local du genou. D... vint alors à Paris, et entra dans le service de M. Arau, à Saint-Antoine, ou apparurent de nombreux abcès autour de l'articulation malade, abcès qui devinrent fistuleux, sans que suivant D..., il en soit jamais sorti de fragments osseux. Ces fistules ne se tarirent que six années plus tard. Mariée quelque temps après, cette femme eut une première et une seconde grossesse ; puis à la suite d'une troisième, datant de trois ans et demi, survinrent, comme aux deux précédentes, de nouveaux abcès et cette fois au niveau de l'articulation tibio-tarsienne. En même temps se formait alors dans toute la jambe correspondante, un gonflement avec induration notable des parties molles, dont la première manifestation remontait ainsi déjà à dix ans, à l'époque du premier accouchement, pour disparaitre huit jours après. Deux ans plus tard, à l'occasion de la seconde grossesse, réapparition des mêmes phénomènes qui cessaient bientôt encore, pour se reproduire il y a trois ans et demi, et persister alors d'une manière définitive.

Les abcès malléolaires donnèrent lieu, comme ceux de l'articulation du genou, à des trajets fistuleux, et successivement se formèrent le long du péroné de nouvelles collections purulentes suivant la même marche que les autres. Enfin dans ces dernières années apparurent des éruptions ulcéreuses d'aspect variable, résultant sans doute du grattage et des frictions irritantes de toute sorte faites sur les parties malades.

Etat actuel. — Il existe une déformation considérable de tout le membre ; des cicatrices très-profondes, adhérentes au squelette, entourent le fémur à sa partie inférieure et produisent à ce niveau une sorte d'étranglement, comme le ferait une ligature. Au genou, on constate une subluxation du tibia en dehors et en arrière, et l'immobilisation de la rotule. Quelques mouvements très-limités de flexion peuvent encore être exécutés ; quant à ceux d'extension, ils sont rendus impossibles par la disposition du triceps compris dans la cicatrice. Au-dessus et au-dessous de l'articulation se voit une augmentation de volume des parties s'étendant en haut vers la racine du membre, et en bas vers l'extrémité du pied. L'intumescence est marquée surtout au niveau du mollet dont la mensuration comparée avec celle du côté sain donne une différence de 5 centimètres et demi. En même temps on perçoit une énorme induration du derme et du tissu cellulaire sous-cutané.

La jambe et surtout la cuisse dans sa partie postéro-interne offrent

en outre à considérer une véritable éruption de taches brunes, noirâtres,
existant les unes par groupes, les autres disséminées et mélangées de
cicatrices blanchâtres, irrégulières, d'ulcérations croûteuses, saignantes
et de noyaux d'induration. Le début est caractérisé par des plaques
indurées qui viennent à s'ulcérer, puis laissent bientôt échapper pendant un certain temps une sérosité sanguinolente, pour se recouvrir
ensuite de croûtes devenant le siége de démangeaisons intolérables. A
l'aspect de certaines de ces ulcérations et de quelques cicatrices, on serait tenté de les rapporter à la syphilis, mais D... affirme n'avoir jamais eu aucun accident de cette nature.

Il n'existe pas d'engorgement ganglionnaire dans l'aîne, ni dans le
creux du jarret. Quant à l'état général, il est bon, les fonctions digestives sont régulières, il n'y a pas d'amaigrissement. Seulement, plusieurs fois par an depuis la dernière grossesse, la malade remarque sur
les parties des poussées érysipélateuses accompagnées de phénomènes
généraux, fièvre, vomissements, etc., d'une durée de huit à neuf jours.

On applique sur le membre des compresses d'eau de sureau, on pres-
crit à l'intérieur 3 grammes d'iodure de potassium, et des bains d'amidon sont pris tous les deux jours. Un peu plus tard, on exerce la compression à l'aide des bandes de caoutchouc, mais pour la première fois
depuis son entrée dans le service, D... est prise d'une poussée aigue de
lymphangite utriculaire sans engorgement ganglionnaire. Cette poussée
occupe toute la jambe et s'accompagne, comme les précédentes, d'état
saburral de la langue, de nausées, de vomissements et de fièvré.

Les accidents inflammatoires passés, on recommence la compression
méthodique et l'on obtient ainsi une amélioration suffisante pour permettre à la malade de quitter l'hôpital.

Obs. VII (service de M. le Dr Duplay, à Saint-Louis).

Eléphantiasis du membre inférieur droit, consécutif à une nécrose
du gros orteil.

C... (Louise), lingère, âgée de 19 ans, admise à l'hôpital en novembre
1877. Constitution lymphatique très-prononcée ; accidents strumeux
dans son enfance. Réglée assez difficilement à l'âge de 13 ans. Sans antécédents pathologiques héréditaires.

Cette fille raconte qu'à 12 ans elle fit, dans les carrières de Vanves,
une chute qui la retint au lit environ deux mois. Peu après apparut une
série d'abcès de la grosseur d'une noix, au niveau de l'articulation méta-

tarso-phalangienne du gros orteil droit ; ces abcès donnèrent plus tard issue à des fragments osseux, et continnèrent à fournir un peu de suppuration par un trajet fistulenx qui persista jusqu'à l'an dernier, et dont on voit encore la trace au côté interne de l'articulation. Un mois après la formation de ces abcès, une rougeur érysipélateuse s'étendait jusqu'au genou et à sa suite occasionnait une augmentation de volume du membre.

A dater de cette époque, un grand nombre de poussées semblables se sont produites, d'une durée d'environ huit jours, laissant toujours une plus grande augmentation de volume de la jambe, et chaque fois s'accompagnant de phénomènes généraux, frisson, fièvre, vomissements, courbature générale.

Etat actuel. — La malade se plaint de douleurs sourdes occupant la jambe et le pied, et revenant à peu pres toutes les semaines pendant deux ou trois jours. Ces douleurs entravent la marche et déterminent un peu de claudication, mais sans empêcher tout travail. Au niveau du gros orteil droit, on constate une ankylose de l'articulation métatarso-phalangienne, avec cicatrices adhérentes et gonflement du pied. La jambe aussi, surtout à la partie inférieure, présente une notable augmentation de volume ; peut-être même la cuisse de ce côté offre-t-elle un peu de différence avec celle du côté opposé, tout à fait au-dessus du genou.

Mensuration :	*à droite,*	*à gauche.*
Partie moyenne de la face dorsale du pied,	24 cent.,	20 cent. 5.
Au niveau des malléoles,	28 cent. 5,	23 cent. 5.
Au mollet,	34 cent.,	30 cent.

La peau a sa couleur normale, mais elle est rugueuse, sèche, squameuse en certains points. Dans son épaisseur, existent des indurations de la grosseur d'une lentille ou d'une petite fève, et en outre, se voient de petits tubercules un peu rouges, faisant une légère saillie à sa surface. A ces tubercules non douloureux ont succédé parfois des phlyctènes donnant lieu à l'écoulement d'un peu de sérosité. La consistance de la peau est ferme, dure ; à la pression, le doigt sent une résistance élastique et la dépression ainsi produite est de courte durée.

Il n'existe pas de troubles de la sensibilité.

La peau est devenue glabre dans toute l'étendue du membre.

Il n'y a pas d'engorgement ganglionnaire dans l'aîne, ni dans le creux poplité où cependant la pression détermine une légère douleur.

La santé générale est bonne.

La compression méthodique à l'aide des bandes de caoutchouc a produit, à différentes reprises, une diminution notable du volume de la jambe permettant à la malade de reprendre ses occupations; mais de nouvelles poussées de lymphangite ont fait perdre successivement les avantages obtenus.

Pendant les accès, le repos au lit et quelques évacuants furent prescrits à la malade, ainsi que l'application sur la jambe de compresses imbibées d'eau de sureau.

Obs. VIII (extraite de Gourraud, thèse 1873).
Eléphantiasis de la jambe gauche consécutif à une nécrose
des os du pied.

G... (Gabriel), âgé de 52 ans, carrier, entré à l'Hôtel-Dieu de Nantes, le 12 novembre 1872.

Cet homme raconte qu'il y a une douzaine d'années, en 1860, vers l'âge de 40 ans, il travaillait à tirer de la pierre, lorsque, une mine ayant éclaté près de lui, des blocs de rocher vinrent lui frapper les pieds. A la suite de cet accident, il sortit à plusieurs reprises des fragments d'os de ses pieds, et en même temps G... remarqua que ses deux jambes, mais surtout la gauche, augmentaient de volume en présentant à certains moments de la rougeur ; aucun symptôme général ne se manifestait alors, d'après son dire. Quelque temps après, ses plaies guérirent, et la jambe gauche continua à prendre un volume de plus en plus considérable, surtout au-dessus des malléoles et au niveau du cou-de-pied. Toutefois, comme elle ne lui causait aucune douleur, il put reprendre son métier, tout en étant obligé de se reposer de temps en temps, car il avait remarqué que par le repos au lit sa jambe diminuait de volume, mais pour le reprendre aussitôt, à la première fatigue. Bientôt, par suite du poids énorme et de la grosseur disproportionnée du membre malade, il fut obligé de cesser tout travail et se servit alors de son infirmité comme de gagne pain, en allant l'exhiber de foire en foire.

Cependant un ulcère survint au pied gauche, sur la face dorsale, qui obligea le malade à entrer une première fois à l'Hôtel-Dieu de Nantes en 1865. On y employa, comme traitement, la compression avec un repos absolu. L'ulcère se ferma et les jambes diminuèrent notablement de volume. Mais il n'avait garde de vouloir guérir complétement une infirmité qui lui faisait gagner sa vie, et sortit de l'hôpital pour reprendre son existence vagabonde. Sous l'influence de la marche, la jambe gauche reprit bientôt son volume, l'ulcère ne tarda pas à se reformer, en prenant des proportions bien plus grandes et plus graves, et lui occasionna des douleurs tellement violentes, qu'il rentra à l'Hôtel-Dieu de Nantes une seconde fois, bien résolu à se débarrasser de sa jambe.

Etat constaté à l'entrée du malade :

La jambe va en augmentant de volume de haut en bas depuis le genou, où les tissus sont sains, jusqu'au-dessous des malléoles, où se trouve le plus grand diamètre, 45 centimètres. Le pied est énorme, ayant 40 centimètres de circonférence au niveau du cou-de-pied. Les malléoles ont complétement disparu sous d'épaisses couches de tissu induré, les plis de la peau n'existent pas. Elle est considérablement épaissie, très-dure, le doigt ne la déprime pas ; la sensibilité y est très-obtuse. L'épiderme, hypertrophié, sec, fendillé, offre de véritables écailles d'un millimètre d'épaisseur, et ailleurs des prolongements pointus, en houppe, comme des stalactites ; les ongles sont épaissis, très-développés, offrant jusqu'à 4 à 5 millimètres d'épaisseur.

Les orteils sont aussi très-augmentés de volume, et par suite de la pression qu'ils exercent les uns sur les autres latéralement, leur forme, au lieu d'être cylindrique, est quadrangulaire. Un ulcère ayant 14 centimètres dans son plus grand diamètre et 8 dans le plus petit, occupe la face dorsale et externe du pied en s'étendant jusqu'au niveau de la malléole externe. Il est très-profond, les bords sont durs, coriaces ; quelques bourgeons blafards apparaissent çà et là sur sa surface recouverte d'un liquide sanieux et répandant une odeur repoussante ; de plus les douleurs y sont tellement violentes, que le malade réclame lui-même, l'amputation comme seule ressource.

Elle fut pratiquée le 21 décembre au-dessus du genou. On tenta la réunion par première intention, mais elle ne réussit pas.

Le 25, la suppuration devint abondante, de mauvaise nature, et l'état général du malade s'en ressentit.

Le 29, Il survint une hémorrhagie que l'on ne put arrêter qu'à grande peine.

Le 1er janvier 1872, elle se reproduisit de nouveau.

Après des alternatives de bien et de mal, le malade meurt par infection purulente le 24 janvier.

Obs. IX (service de M. le D𝗋 Duplay, à Saint-Louis).
Sarcôme ganglionnaire de l'aîne du côté droit, éléphantiasis consécutif
de tout le membre.

M..., 49 ans, cocher des petites voitures, entré dans le courant d'a-
vril 1878, salle St-Augustin.

Bonne santé habituelle; pas d'antécédents héréditaires; ni syphilis,
ni scrofule ; a toujours vécu dans des conditions étiologiques relativement bonnes; originaire de la Haute-Saône, réside depuis quinze ans à
Paris.

Il y a un an, apparition d'une grosseur dans l'aîne du côté droit, et
en même temps douleurs vagues s'irradiant dans la cuisse et le genou,
sans toutefois suivre de trajet déterminé. Ces douleurs étaient presque
continuelles, bien que peu intenses, et ne disparaissaient que par le
mouvement. Neuf à dix mois plus tard, augmentation de volume et rougeur de tout le membre inférieur droit. A cette époque M... est admis
dans le service de M. G. Sée, à l'Hôtel-Dieu, où il est traité par le sirop
de Gibert et l'iodure de potassium, sans aucune amélioration. L'intumescence du membre faisant toujours des progrès, il sort après un séjour de cinq semaines pour entrer à St-Antoine, et là il ne subit aucun
traitement. C'est quelques jours après qu'il se présente alors à la con-
sultation de St-Louis où l'on constate l'état suivant :

Gonflement considérable de tout le membre abdominal droit; le
scrotum aussi est tuméfié. Ce gonflement s'étend jusqu'à la paroi ab-
dominale. La peau est rouge dans toute son étendue, comme érysipélateuse, chaude. En différents points l'épiderme est exfolié et à la partie
inférieure de la jambe existent des phlyctènes, qui, après avoir donné
lieu à l'écoulement d'une certaine quantité de sérosité, ont laissé à leur
suite des cicatrices avec épaississement du derme et production exa-
gérée d'épiderme. Au toucher on trouve une augmentation de consistance du tissu cutané, et çà et là on a la sensation de plaques, mais la
dépression ne persiste pas.

La sensibilité paraît un peu diminuée.

Mensuration :	Côté sain :	Côté malade :
Au cou de-pied.	26 cent.	28 cent.
Au mollet.	34 cent.	47 cent.
Au genou.	40 cent.	55 cent.
A la partie moyenne de la cuisse.	47 cent.	69 cent.

Sur la cuisse ou la jambe, sauf cet œdème dur, aucun point n'est le siége d'une tumeur particulière. Mais au niveau de la partie moyenne de la région inguinale, on trouve une induration plus marquée, occupant tout le triangle de Scarpa et se confondant insensiblement avec l'œdème périphérique. Cette induration paraît se prolonger dans la fosse iliaque interne du même côté et donne une sensation pseudo-fluctuante. Ce développement considérable du membre met le malade dans l'impossibilité de le mouvoir sans l'aide de ses mains. Le pied est dans la rotation en dehors, et ne peut être replacé dans sa rectitude normale.

Les fonctions digestives sont régulières, l'appétit est conservé; il n'y a ni constipation, ni diarrhée; on constate seulement un peu d'amaigrissement et une légère teinte subictérique de la peau. Le toucher rectal est négatif, il n'y a jamais eu de sang rendu par l'anus. Le foie paraît déborder un peu les fausses côtes; les poumons et le cœur sont sains.

Depuis son entrée dans le service, le malade ne souffre pas, le membre est toujours dans un état stationnaire; seule la tumeur de l'aine a augmenté de volume.

Deux fois on tente l'application du bandage compressif en caoutchouc, auquel on doit renoncer à cause de poussées inflammatoires coïncidant avec de légers frissons, de la fièvre et un malaise général. On peut obtenir ainsi une faible diminution du volume du membre, mais de bien courte durée; du reste l'application de l'appareil est très-difficile, en raison de l'énorme tuméfaction des ganglions inguinaux contre lesquels on ne peut rien. Pendant les crises, des compresses imbibées d'eau de guimauve sont appliquées sur les parties malades, et le membre est maintenu sur un coussin dans une position élevée.

Obs. X (service de M. le Dr Broca, à Necker).

Eléphantasiasis du membre inférieur gauche.

Louise B..., 39 ans, cuisinière, entrée dans le service le 23 juin 1878.

Originaire de l'Auvergne, habite Paris depuis 22 ans.

Signes de chlorose; tempérament lymphatique; a eu dans son enfance des ophthalmies et des croûtes dans les cheveux; pas d'antécédents héréditaires. A treize ans, fièvre typhoïde qui dura trois mois sans laisser de traces. Mariée à 32 ans, a un enfant en bonne santé.

Le début de sa maladie remonte à 1871. A cette époque, au mois de septembre, elle eut une vive contrariété au moment de ses règles qui furent arrêtées, et en même temps survint une augmentation de volume de la grande lèvre du côté gauche, ainsi que du haut de la cuisse. Des douleurs vagues apparurent dans tout le membre, surtout au niveau de l'aîne, où de petites grosseurs roulant sous le doigt furent très-bien constatées par la malade. Malgré cela, le travail ne fut pas interrompu, les douleurs étaient peu vives, et le gonflement, notablement diminué tous les matins, ne reparaissait que le soir pour être marqué surtout au niveau des malléoles. Le 4 janvier 1874, s'étant endormie dans sa cuisine, elle ne se réveilla qu'à cinq heures du matin en proie à un grand malaise. A la suite de ce refroidissement eut lieu une amygdalite d'une durée de quinze jours, coincidant avec une augmentation de volume plus considérable de tout le membre inférieur gauche. Elle partit alors pour le Hâvre : là, après l'usage d'un bas lacé et un repos assez prolongé au bord de la mer, elle éprouva une amélioration sensible; mais survint alors sa grossesse qui donna lieu à une nouvelle augmentation de volume de la cuisse et de la jambe. Cet accident ne fut pas de longue durée encore et s'atténua après l'accouchement. Enfin, il y a trois semaines, sans cause appréciable, retour du gonflement tel qu'elle est obligée d'entrer à l'hôpital.

Mensuration :	Côté gauche :	Côté droit :
A la partie supérieure de la cuisse,	54 cent.,	51 cent.
— inférieure —	43 — 5^m,	40 —
A la partie supérieure du mollet.	41 —	31 —
Au milieu du mollet.	40 —	33 —
A 13 cent. au-dessus de la plante du pied.	32 —	23 —
Au niveau des malléoles	30 5^m,	24 —
A la partie moyenne du pied.	24 —	21 —

Outre cette augmentation de volume considérable, il existe une consistance œdémateuse des parties qui conservent assez longtemps l'impression du doigt. La surface de la peau, de coloration normale, est rugueuse, sèche. La sensibilité est conservée ainsi que les mouvements. Depuis environ trois mois la malade s'est aperçue que sa jambe et sa cuisse transpiraient abondamment, surtout pendant la nuit. Quelques ganglions inguinaux sont engorgés dans le côté correspondant ; il n'en existe pas dans le creux poplité.

B... dit n'avoir jamais observé que sa jambe fût devenue rouge,

cependant en l'interrogeant bien, ou lui fait avouer qu'elle est parfois
sujette à des malaises de quelques jours de durée seulement, et caractérisés par du frisson, de la fièvre et une grande lassitude.

L'application du bandage compressif en caoutchouc détermine rapidement une amélioration sensible ; au bout de dix jours, il ne persiste
guère un peu de gonflement qu'au pied et à la jambe, celui de la cuisse
a déjà disparu.

Obs. XI (publiée dans la Gazette des hôpitaux, année 1878).

Eléphantiasis des deux membres inférieurs.

Jean-Baptiste P..., âgé de 62 ans, cultivateur, entré à l'hôpital Saint-
Louis, le 11 juin 1878, dans le service de M. le Dr Besnier.

Vigoureux et bien constitué, ne paraissant pas être aussi âgé qu'il
l'est réellement, cet homme ne connaît, chez ses ascendants, aucune
maladie constitutionnelle. Interrogé sur ses antécédents pathologiques,
il se rappelle avoir eu un ictère en 1860, la variole en 1870, et des
fièvres intermittentes dans son enfance.

Le début de l'affection remonte à plusieurs années, pendant lesquelles
le malade aurait fréquemment éprouvé des douleurs profondes dans la
continuité de la cuisse droite ; mais c'est seulement depuis dix-huit
mois que les accidents ont commencé à prendre l'aspect qu'ils offrent
aujourd'hui.

A cette époque, sans cause appréciable, en même temps qu'une crise
de ses douleurs habituelles, il est survenu, dans le pli inguinal, des
glandes douloureuses du volume d'une amande : la région s'est tumé-
fiée, ainsi que la portion supérieure de la cuisse ; puis la tuméfaction
s'est étalée de haut en bas et a fini par atteindre la jambe, puis le dos
du pied ; ces phénomènes se seraient produits sans fièvre intense, au
rapport du malade, mais non sans un amaigrissement prononcé.

Entré d'abord à la maison de santé, en septembre 1877, le malade en
sortit amélioré au bout de deux mois de séjour, après avoir été soumis
à la compression, aux applications résolutives, et à l'emploi de l'iodure
de potassium à l'intérieur ; toutefois il ne put pas reprendre ses occupations de cultivateur, et fut presque toujours retenu à la chambre.

Au mois de février 1878, nouvelle crise de douleurs lancinantes ayant
leur siège toujours au même point, la région inguinale droite, s'accompagnant, comme la première fois, de gonflement, lequel atteignit rapi-

dement les dimensions de la première attaque, les dépassa même et ne cessa plus de croître. Bientôt le membre gauche, jusque-là resté indemne, fut atteint, à son tour, de la même manière et avec la même série de phénomènes que le membre droit. Le malade entra alors à Lariboisière dans le service de **M. Raynaud**, puis il revint à la maison de santé. Là, l'évolution progressive des accidents continua malgré la médication interne, les applications locales et les bains de vapeur ; la peau devint erythémateuse, squameuse et fendillée par places ; une petite eschare se produisit spontanément à la face interne de la jambe gauche, laissa suinter une certaine quantité de sérosité, puis se cicatrisa ; c'est alors que P..., un peu découragé, se décida à venir à Saint-Louis.

État actuel. — Le malade est un peu pâle et anémique, mais sans amaigrissement considérable, ni teinte cachectique ; en le découvrant, on constate tout d'abord une augmentation de volume énorme des deux membres inférieurs, beaucoup plus considérable à droite qu'à gauche ; une tuméfaction de moyenne intensité du scrotum et du pénis et de la partie inférieure et antérieure de l'abdomen. Malgré l'inégalité de leur volume, qui est manifeste, les deux membres inférieurs sont symétriquement déformés. Les cuisses, séparées de l'abdomen par un sillon profond, forment deux masses cylindro-coniques dont les dimensions sont les suivantes :

Mensuration :	*Membre droit* :	*Membre gauche*.
A la racine de la cuisse dans le fond du pli.	98 cent.	89 cent.
Au milieu.	74 —	58 —
Au creux poplité.	58 —	51 —
Au cou-de-pied.	30 —	28 —
Au pourtour des malléoles.	37 —	30 —
A la partie moyenne du mollet.	50 —	41 —

La couleur des parties malades n'est pas uniforme : normale à l'abdomen ; erythémateuse dans la plus grande partie des deux cuisses ; blanche autour des genoux ; de nouveau erythémateuse sur la jambe, pour reparaître encore normale au dos du pied et autour des malléoles, livide enfin aux organes génitaux.

Egalement variable est l'état de la couche cornée ; normale dans les points ou la coloration est naturelle, écailleuse au niveau des zônes érythémateuses ; en aucun point la surface ne cesse d'être lisse ; il n'y a ni excoriations, ni fissures, ni saillies papillomateuses.

La temperature, égale à droite et à gauche, est manifestement supérieure à celle des parties non atteintes.

Aucun trouble de sensibilité appréciable.

La consistance est augmentée : palpés à pleine main, les téguments et la totalité des membres malades sont durs, compactes ; les divers plans anatomiques ont perdu leur mobilité les uns sur les autres. Le doigt produit une dépression, mais qui ne persiste pas. Par la piqûre à l'aide d'une aiguille, on obtient un écoulement de liquide d'apparence aqueuse, légèrement citrin et assez abondant.

Les mouvements des membres sont considérablement gênés par leur énorme tuméfaction, et leur fonctionnement empêché au delà de quelques instants par l'énormité de leur poids ; mais il n'y a aucune paralysie musculaire, et tous les mouvements peuvent être exécutés.

Engorgement ganglionnaire dans les aines, mais difficile à percevoir par suite de l'épaisseur et de l'induration des parties tégumentaires.

Etat général satisfaisant.

L'intumescence énorme et l'état inflammatoire des parties ne permettent pas l'application du bandage compressif. Les émollients, les bains et les douches de vapeur ne déterminent pas d'amélioration sensible. Seules les piqûres, en diminuant momentanément l'engorgement, paraissent apporter un peu de soulagement au malade.

CONCLUSIONS.

I. Par éléphantiasis on doit exclusivement entendre l'affection spéciale, décrite sous ce nom, par les| auteurs Arabes.

II. Cette maladie, que l'on rencontre en Europe à l'état isolé, est semblable à l'éléphantiasis endémique des régions tropicales. Toutefois, les adénopathies inguinales intenses et les cordes lymphatiques saillantes qui signalent d'une manière si remarquable les accès éléphantiasiques dans ces contrées, ne s'observent que très-rarement dans nos climats.

III. L'éléphantiasis peut être consécutif à une autre affection, surtout chez les individus prédisposés par un tempérament lymphatique ou par de mauvaises conditions hygiéniques.

IV. Il est essentiellement caractérisé par l'apparition des accès éléphantiaques, qui, par leur retour successif et irrégulier, déterminent progressivemeut l'augmentation de volume et la déformation des parties.

V. Le traitement le plus convenable à employer consiste principalement dans la position élevée des

membres et dans la compression méthodique faite à
l'aide des bandes de caoutchouc, associée aux bains et
aux douches de vapeur.

VI. Une alimentation reconstituante, les toniques en
général et de bonnes conditions hygiéniques ne man-
queront pas d'intervenir le plus habituellement d'une
manière favorable.

VII. On ne doit avoir recours à l'amputation que dans
les cas extrêmes où la conservation des parties atteintes
constitue un sérieux danger pour la vie des malades.